DANIEL GRÖBER

HUNGER

...BEGINNT MIT EINER SEHNSUCHT

DANIEL GRÖBER

HUNGER
...BEGINNT MIT EINER SEHNSUCHT

WIE WIR KÖRPER UND SEELE
INS GLEICHGEWICHT BRINGEN

Mit Kommentaren von:
David Kadel,
Michael Stahl,
Simone Langendörfer,
Dr. med. Klaus Hettmer,
Markus Malessa

GloryWorld-Medien

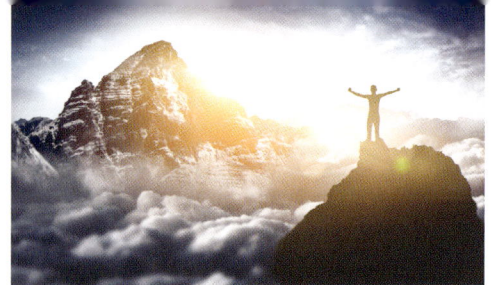

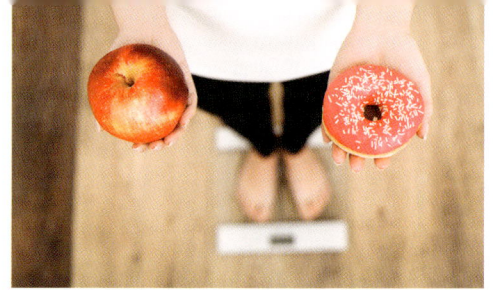

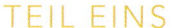

TEIL EINS
WO KOMME ICH HER?

Was ist Glück?	8
Die Armut und das Übermaß	12
Bewusstsein	13
Die Leere füllen	14
Selbstwert versus Anerkennung	19
Übergewicht – Sehnsucht	21

TEIL ZWEI
WO STEHE ICH?

Idealgewicht versus Wohlfühlgewicht	23
Essstörungen aus medizinisch-psychologischer Sicht	28
Das Äußere ist ein Spiegel(-bild) des Inneren	33
Siggi	34
Siggis Botschaft	38
David Kadel	42
Inspiration – entfache dein Feuer	44

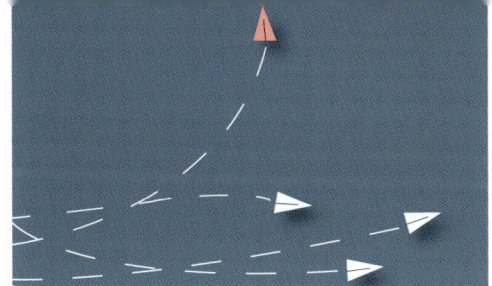

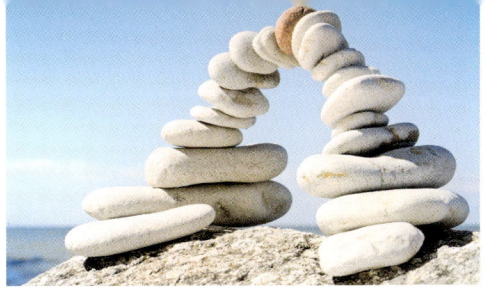

— TEIL DREI —

WO WILL ICH HIN?

Gas geben	50
Gefahr erkannt, Gefahr gebannt? –	
Problemanalyse	54
Dein Abnehmplan	61
Ein guter Start – „Lass es uns angehen"	66
Mehr Bewegung im Alltag	67
1. Schritt – Spazieren gehen	68
2. Schritt – Aufstehen, Hinsetzen,	
Aufstehen, Hinsetzen	70
3. Schritt – Liegestütze gegen die Bank	
(oder z.B. einen Baum)	72
4. Schritt – Fünfminütiges Armtraining	74
Fazit	76
Bewusster essen im Alltag	78
Finde deine gesunde Ernährung	83
1. Gewohnheit –	
Quark hemmt den Hunger	90
2. Gewohnheit – Wasser	91
3. Gewohnheit – Chili	95
4. Gewohnheit – Grüner Tee	96
Gewohnheiten	97
Da geht was	98
Alte Gewohnheiten ablegen	100
Was kann uns vom Weg abbringen?	102

— TEIL VIER —

WER BIN ICH?

Das perfekte Ich	108
Markus Malessa	113
Deine Identität	118
Nachwort – Michael Stahl	122

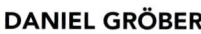

DANIEL GRÖBER

ist ein junger, angehender Ernährungsberater, der seine sportlichen und ernährungsphysiologischen Kenntnisse mit den Lesern teilen möchte. Dabei bewegt er sich nicht auf der Ebene der aktuellen Fitnesswahnbewegung. Vielmehr öffnet er den Blick für die Wechselwirkungen zwischen Seele und Körper, innerem Erleben und äußerem Handeln und verhilft damit vielen zu einem Neustart in ein ganzheitlich gesundes Leben.

HUNGER

...BEGINNT MIT EINER SEHNSUCHT

EINLEITUNG

Ich weiß, ich weiß. Ich möchte mich beinahe schon dafür entschuldigen. Warum – um alles in der Welt – schon wieder ein Buch, in dem es ums Abnehmen geht? Brauchen wir wirklich noch einen, der sich in die Reihe der plötzlich aus dem Boden sprießenden Abnehm- und Fitnesscoachs einreiht und der Welt klarmachen will, dass es einen neuen Masterplan gibt, wie die Menschheit zu ihrer Traumfigur gelangt?

Nein! Mit hundertprozentiger Gewissheit: Ein klares Nein! Das brauchen wir nicht. Der Markt ist voll. Es gibt derzeit schon Tausende von Büchern, in denen den Menschen erklärt wird, wie sie am besten ihren Traumkörper erreichen. Es gibt schon Tausende Internetfitnesstrainer, die den Menschen für scheinbar kleines Geld scheinbar große Resultate versprechen. In einer so fitness- und gesundheitswahnorientierten Gesellschaft, in der es nur noch darum geht, ein Ideal zu erreichen, brauchen wir absolut nicht noch einen, der meint, das Rad neu erfunden zu haben.

Was wir brauchen, ist eine Ermutigung. Wir brauchen einen eigenen, inneren Antrieb, unseren tiefsten Sehnsüchten zu folgen. Wir brauchen den Mut und die Stärke, unser wahres Ich zu finden – unsere Identität. Diese Identität, der ID-Code unserer Seele, hat uns nicht dazu vorbestimmt, ein trauriges, übergewichtiges Leben zu führen. Du hast in deinem tiefsten Inneren bestimmt nicht die Sehnsucht, dein Leben mit ständigem Völlegefühl im Bauch zu verbringen und trotzdem nie wirklich satt zu sein.

Was treibt dich an, so zu leben, wie du es tust? Was verleitet dich dazu? Leitet bzw. treibt dich überhaupt etwas? Worüber definierst du dich und wirst du von den Menschen über deine Leistung definiert? Bist du nur jemand, wenn du Leistung bringst? Bist du dir deiner Lage, deines Umfelds, der Welt, in der du lebst, eigentlich bewusst?

Die Welt um uns herum scheint im Chaos zu versinken. Weit von uns entfernt und doch ganz nah bei dir. Und mitten in dieser Konfusion und der Ungerechtigkeit, die diese Welt bestimmt, bist du. Ich möchte dir helfen, dieses DU zu finden. Den Menschen, der du eigentlich bist – in Geist, Seele und Leib. Deshalb dieses Buch. Es soll kein Leitfaden sein, wie man, statt in sechs Wochen, bereits in drei Wochen schlank werden kann. (Das kann ich dir leider nicht bieten.) Vielmehr möchte ich dir zeigen, wie die Situation dieser Welt, dein Umfeld und du selbst damit zusammenhängen, dass es dir so ergeht, wie es dir ergeht. Ich möchte dir bewusst machen, wieso diese innere Leere nicht mit Essen, Anerkennung oder Materialismus zu füllen ist, und dass weitaus mehr auf dich wartet.

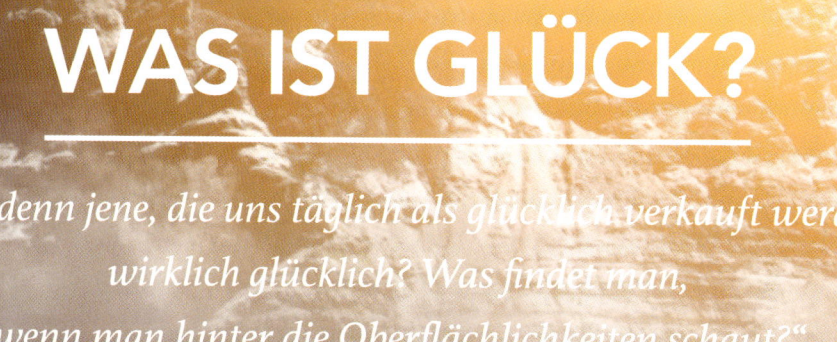

WAS IST GLÜCK?

„Sind denn jene, die uns täglich als glücklich verkauft werden,
wirklich glücklich? Was findet man,
wenn man hinter die Oberflächlichkeiten schaut?"

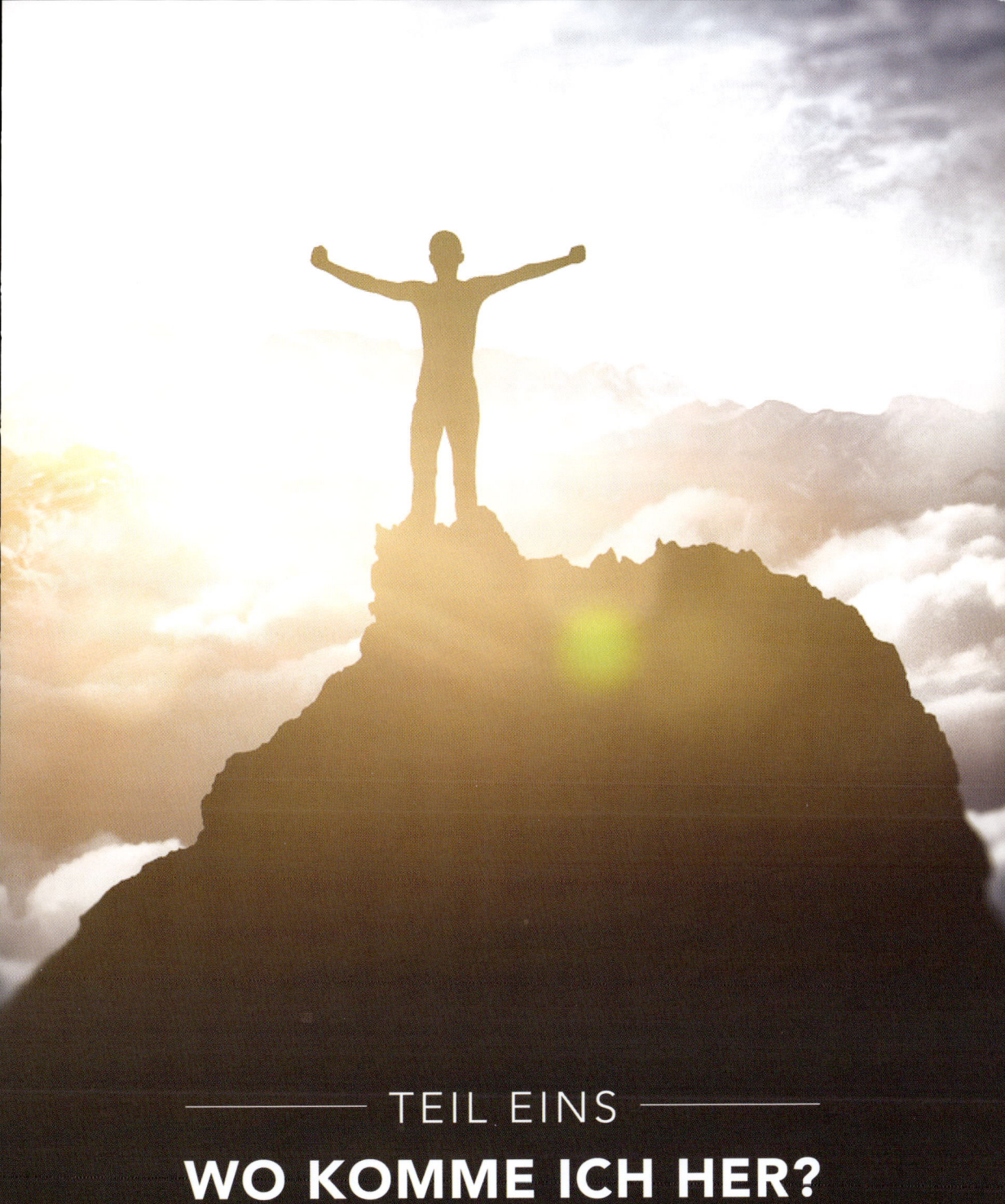

TEIL EINS

WO KOMME ICH HER?

WAS IST *Glück?*

Sind denn jene, die uns täglich als glücklich verkauft
werden, wirklich glücklich? Was findet man,
wenn man hinter die Oberflächlichkeiten schaut?

Was genau ist Glück und Glücklichsein? Ich denke, und im Grunde seines Herzens weiß das jeder, dass Geld, Materialismus, Können, Erfolg oder gar körperliche Schönheit nicht den Schlüssel zum Glück bilden. Ein trainierter Körper, der Weg dorthin und auch die Erfolgsmomente, die man während eines Trainings hat, geben einem ein wirklich gutes Gefühl, doch ist das Glück? Wenn du 20, 30 oder gar 40 Kilo an Körpergewicht verloren hast, dann freust du dich und fühlst dich gut. Bestimmt hält diese Freude lange an, doch irgendwann wird das ein Normalzustand sein. Ist das also Glück? Eher nicht. Glück ist nichts, was man selbst schaffen kann. Alles, was ich selbst erreiche, ermöglicht es mir, dass ich mich gut fühle – zumindest eine bestimmte Zeit lang. Allerdings hat nichts von dem Ganzen Bestand, nichts davon ist für die Ewigkeit.

Die Rednerin, Burn-Out-Expertin und Glücksforscherin

SIMONE LANGENDÖRFER

ist die Fachfrau, wenn es ums Thema **GLÜCK** geht: „Warum sind immer mehr Menschen unglücklich? Unzufrieden mit sich und ihrem Leben? Obwohl sie doch so viel haben, wollen sie immer mehr. Vor allem junge Menschen sind auf der Suche. Wonach suchen sie? Wenn ein Kind auf die Welt kommt, ist es glücklich. Es vergleicht sich nicht mit anderen. Es nimmt sich so an, wie es ist. Wann beginnt der Wettkampf mit anderen? Viele junge Menschen gefallen sich nicht. Sie lehnen ihr Äußeres ab und sind mit ihren Leistungen nicht zufrieden. Auf der ständigen Suche nach Liebe und Anerkennung fühlen sie sich immer einsamer.

WENN WIR GLÜCK SUCHEN, SOLLTEN WIR GLÜCK VERSCHENKEN.

Kleine Kinder haben noch dieses göttliche Strahlen. Sie finden sich einzigartig und sind zufrieden. Je älter Kinder werden, umso unzufriedener werden sie. Sie sollen Erwartungen erfüllen, sie sollen ihre Eltern glücklich machen. Dabei vergessen wir, dass wir alle einzigartig sind. Gott hat uns genau das mitgegeben, was wir für dieses Leben brauchen. Es ist nicht das Abitur und es ist nicht das Studium. Es ist ein Herz voller Liebe und Mitgefühl. Gott nimmt uns in jedem Moment in seine Arme. Wir müssen es zulassen. Wir müssen den Wettkampf und das sinnlose Vergleichen beenden. Gott ist Liebe. Und Gott verschenkt Liebe im Überfluss. Öffnen wir uns für dieses große Geschenk! Beginnen wir, uns so zu akzeptieren wie wir sind! Beginnen wir, uns so zu lieben wie wir sind! Wir sind perfekt. Wir sind stark. Wir sind liebevoll. Achten wir auf unsere Gedanken und lenken wir unsere Gedanken zum konstruktiven Glück! Einfach nur denken, genügt nicht. Wir sollten in jedem Moment begreifen, dass wir nur solche Gedanken zulassen, die uns nützen. Beobachten wir also ganz genau unsere Gedanken. Und wandeln wir schwere, dumpfe, lieblose Gedanken um in leichte und liebevolle!

Das ist Glück. Genau das wünscht sich Gott für uns. Gott ist Liebe – Gott zu haben, ist Glück. Nehmen wir dieses Geschenk in jedem Moment an!"

Was uns glücklich macht und was eher das Gegenteil bewirkt, werden wir in diesem Buch noch häufiger anschauen, denn das ist es ja, was uns alle interessiert. Beginnen wir also zunächst mit einer Sache, die uns zusetzt, ohne dass es uns immer gleich bewusst ist.

WARUM MACHT MASSLOSIGKEIT UNGLÜCKLICH?

> **„HÜTET EUCH, DASS EURE HERZEN NICHT BESCHWERT WERDEN MIT FRESSEN UND SAUFEN."**
> Lukas 21,34 (L)

Die Weisheit der Bibel macht uns bewusst, dass Maßlosigkeit unser Herz beschwert und wir uns damit selbst schaden. Auch das ist etwas, was wir im Grunde unseres Herzens wissen. Maßlosigkeit beinhaltet Egoismus, Gier und das Fehlen von Selbstbeherrschung. Betrachten wir uns selbst einmal ganz nüchtern und ehrlich, werden wir alle bei uns Anteile davon entdecken.

Und genauso ehrlich müssen wir eingestehen, dass wir eigentlich darunter leiden, es uns nach unten zieht und wir im Herzen dadurch beschwert werden.

Viele von uns verurteilen das Rauchen und den übermäßigen Alkoholkonsum und betrachten es vielleicht sogar als Sünde, moralisch und auch, was die Gesundheit anbetrifft. Darin sind wir gut, nicht wahr! Mit dem Finger auf andere zu zeigen und unmoralisches Verhalten zu entlarven und zu verurteilen.

Doch wie sehen wir das mit der Maßlosigkeit bei uns selbst? Fühlen wir uns da überhaupt angesprochen? Können wir uns das neutral anschauen? „Fresssucht" und „Gefräßigkeit" – finden wir davon Anteile in uns selbst? Und nochmal ganz ehrlich: Essen wir das, was wir wirklich brauchen, und mit vollem Genuss, oder schlagen wir uns von morgens bis abends den Bauch voll, um irgendetwas damit zu kompensieren?

Jesus selbst hat uns ans Herz gelegt:

> **„HÜTET EUCH, DASS EURE HERZEN NICHT BESCHWERT WERDEN MIT FRESSEN UND SAUFEN."**
> Lukas 21,34 (L)

Jesus meint dies mit Sicherheit nicht als Anklage, sondern er hat nur unser wirkliches Wohl im Auge gehabt, als er diesen Satz sagte!

Die Armut und das Übermaß

Immer, wenn wir unser Übermaß nicht für uns behalten, sondern anderen etwas abgeben, haben wir schnell kein „Übermaß" mehr.

In unserem Alltag ist uns in der Regel nicht klar, dass unser Konsum für viele in der Welt Mangel bedeutet. Ich möchte hier klarstellen, dass es mir nicht um Verurteilung geht, sondern um Verteilung! Weltweit hungern Menschen! Selbst hier in Deutschland. Die einen haben zu viel, die anderen zu wenig. Es ist unfassbar, wenn man daran denkt, dass in einem Land wie Deutschland, in dem mehr als jeder Zweite übergewichtig ist, Kinder leben, die keine täglich warme Mahlzeit bekommen. Noch unglaublicher ist, dass die Anzahl dieser Kinder bei circa zwei Millionen liegt. Kinder, die von allem zu wenig haben, egal ob Kleidung, Nahrung oder gar ein Zuhause.

Der Hunger dieser Welt wird als größtes lösbares, ungelöstes Problem bezeichnet. Durch den Begriff „lösbar" wird deutlich, dass es keine neue, speziell dafür ausgeklügelte Strategie braucht, um dieses Problem zu lösen. Wir dürfen uns einfach mal klarmachen: Wenn jeder nur so viel nimmt, wie er wirklich braucht, verschwindet der Hunger als Haupttodesursache dieser Welt. „Geben macht glücklicher als Nehmen" (Apostelgeschichte 20,35), auch das hat uns Jesus gelehrt. Und dieses Ziel gilt sowohl für den Geldbeutel als auch für den Teller. Natürlich würde niemand die Hälfte seines Essens einpacken und um die halbe Welt zu Bedürftigen senden. Doch wie viel Glück würde es nicht nur für die Hungernden, sondern auch für uns selbst bedeuten, auf ein paar Sachen zu „verzichten" und den gewonnenen Betrag zu spenden (das ist Verschenken)?

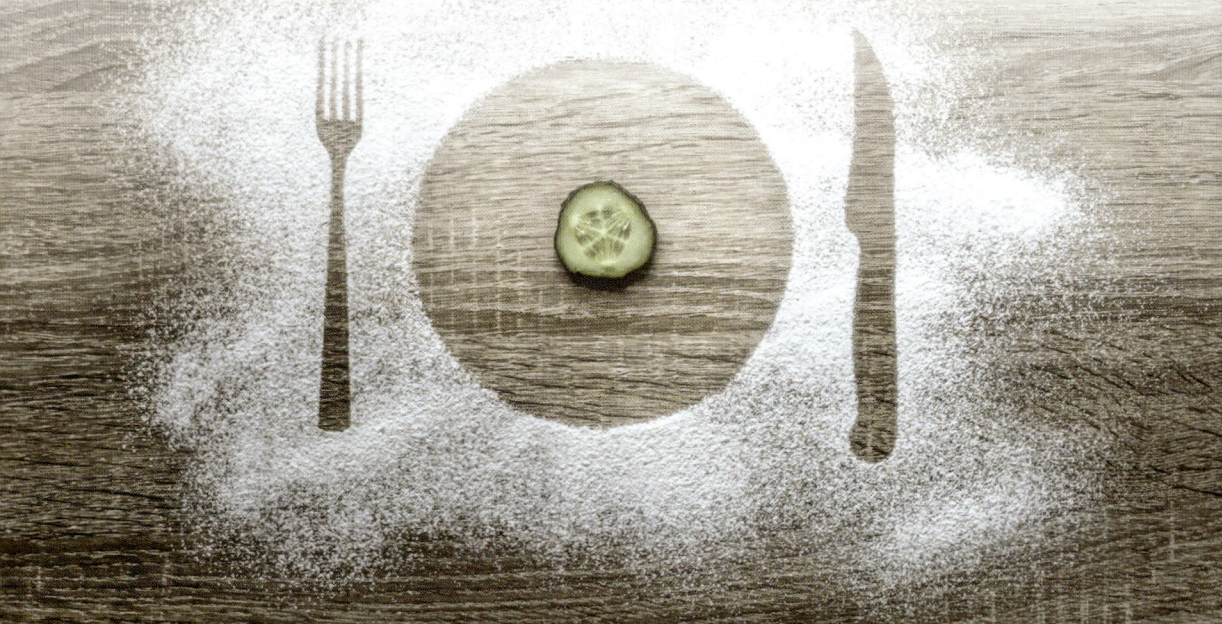

BEWUSSTSEIN

Ein wirklich guter Anfang in Bezug auf unser Thema ist, sich einmal selbst ganz „neutral" von außen zu betrachten. Lass uns einen Schritt von uns selbst zurücktreten und ganz ehrlich unsere eigenen Gewohnheiten anschauen. Nehmen wir zum Beispiel weltweit schlechte Lebensumstände in Kauf, nur um so günstig wie möglich an verschiedene Güter zu kommen? Egal, ob es nun Klamotten sind oder die Nahrung. Und „brauchen" wir immer mehr von allem?

Es ist davon auszugehen, dass jeder zweite Deutsche mehr im Supermarkt einkauft, als er zum Leben bräuchte. Mehr, als ihm guttut, und auch mehr, als er letzten Endes überhaupt zu sich nehmen kann. Abgesehen vom resultierenden Übergewicht, werden Lebensmittel weggeworfen – gute Lebensmittel. Pro Sekunde werfen die Deutschen mehrere hundert Kilogramm Lebensmittel in den Müll. So viel, dass einige Hungernde davon leben könnten. Um sich dieses Mehr leisten zu können, muss alles günstiger sein. Uns ist oft nicht klar, dass andere dafür den Kopf hinhalten müssen. Sicher ist das keine Böswilligkeit, eher Gedankenlosigkeit und Unbedarftheit. Ein Stückweit auch Verdrängung – man will sich das Leid und Leiden anderer Menschen nur ungern vergegenwärtigen. Doch indem wir unser schlechtes Gewissen nur vergraben, schaden wir unserem Herzen und verspielen unser wirkliches Glück. Als Ursache für Übergewicht hört man häufig:

Zum Thema „wirklich genießen" kommen wir später noch. Doch eins möchte ich dir an dieser Stelle bewusst machen: Möglichst viel essen ist kein Genuss. Aber für unser Herz ist es ein Genuss und eine wunderbare Nahrung, wenn wir mit anderen teilen und wissen: Ich habe dazu beigetragen, dass es mehr Menschen in der Welt schmeckt.

Wir müssen lediglich lernen, wieder auf unser Herz zu hören. Du wirst verblüfft sein, wie viel Gutes du dir letztendlich selbst damit tust, wenn du den selbstsüchtigen, ungezügelten und gierigen Anteilen in deiner Seele keine Chance lässt, sondern der Wohltäter und Gönner, der du in Wahrheit bist, zum Zug kommt. Sowohl dein innerer als auch dein äußerer Zustand werden stark davon profitieren.

„MIR SCHMECKT *ES* HALT!"

DIE LEERE FÜLLEN

Wir müssen lediglich lernen, wieder auf unser Herz zu hören. Du wirst verblüfft sein, wie viel Gutes du dir letztendlich selbst damit tust, wenn du den selbstsüchtigen, ungezügelten und gierigen Anteilen in deiner Seele keine Chance lässt, sondern der Wohltäter und Gönner, der du in Wahrheit bist, zum Zug kommt. Sowohl dein innerer als auch dein äußerer Zustand werden stark davon profitieren.

DER WAHRE HUNGER

Die Frage ist doch: Woher kommt diese „Maßlosigkeit", die jeder von uns auch in sich findet. Es muss uns klar sein: Sie kommt immer dann ins Spiel, wenn wir uns leer fühlen. Wenn in unserem tiefsten Inneren etwas nicht in der richtigen Ordnung ist. Wenn unsere Seele hungrig ist, dann kompensieren wir diesen Hunger mit anderen Dingen.

Um die Leere zu füllen, scheint äußeres Glück nötig zu sein. Jeder sehnt sich nach Glück. Jeder hat auch ein Recht auf Glück! Die Krux ist nur, dass man sich dieses Glück selbst beschafft und versucht, sich von außen nach innen zu erfüllen. Jeder Mensch managt das für sich selbst auf seine eigene Art und Weise. Um sich gut zu fühlen, häufen die einen Geld an, andere kaufen sich ein Auto und wieder andere lösen das durch ihr Aussehen. Auf jede denkbare Weise wird versucht, die eigene Leere auszufüllen und zu verschleiern. Abgesehen von Materialismus und Äußerlichkeiten, füllen etliche von uns die Leere mit Essen – mit viel Essen.

? *Mehr zu haben, bedeutet also scheinbar mehr Glück.*

Bedeutet das dann auch, dass Bill Gates, der reichste Mensch der Welt, das höchste Maß an Glück erreicht hat? Und wenn nicht er, dann vermutlich jeder von uns, der zu viel auf den Rippen hat, denn durch viel Essen müssten wir doch ohne Ende glücklich sein? Und bedeutet dies folglich, dass jeder weniger gut Betuchte oder jener, der wenig zu essen hat, nicht einmal ansatzweise glücklich sein kann? Natürlich sind das rein rhetorische Fragen – selbstverständlich nicht! Es kommt auf die Definition von Glück an ...

...machte uns Simone Langendörfer am Anfang dieses Buches klar. Sie ist so freimütig, dies zum Ausdruck zu bringen – in einer Welt, in der Gott so gut wie keine Rolle mehr spielt. Eine Welt, in der Gott scheinbar nicht mehr gebraucht wird. Gibt es da vielleicht einen Zusammenhang mit der Tatsache, dass wir auch in einer Welt leben, in der die Menschen unzufrieden mit sich selbst sind und sich ständig aufs Neue beweisen müssen? Wenn das Glück „Gott" nicht mehr gekannt und auch gar nicht mehr gebraucht wird, dann fangen die Menschen an, sich ihr Glück selbst zu schaffen – die einen durch Karriere und Geld, also Materialismus, und wieder andere durch Sport, Leistung und Aussehen. Diejenigen, die sich selbst einreden (und denen eingeredet wird), dass sie nichts können, versuchen ihre selbst eingestandene Glücklosigkeit zu kompensieren oder zu verschleiern.

Das endet dann häufig in der Esssucht, der Magersucht oder gar beim Drogenkonsum.

Und auch hier wird schnell klar, dass dieses von Menschenhand erschaffene „Glück" und all die Verschleierungen zum einen nicht beständig sind und zum anderen nur eine Maske, die das wahre ICH eines Menschen verdeckt.

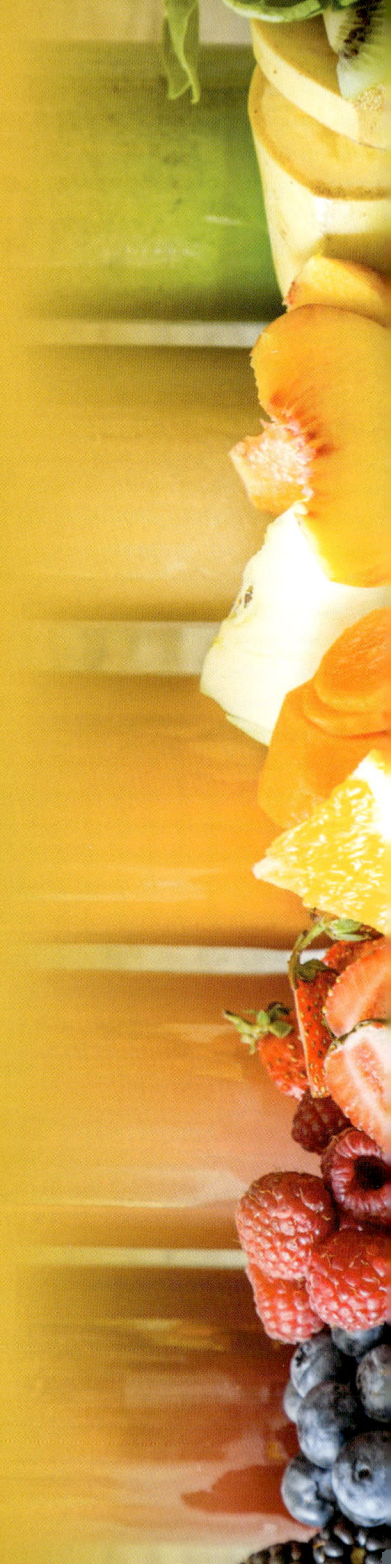

ESSEN UND TRINKEN

SIND DIE DREI SCHÖNSTEN DINGE DES LEBENS

MEHR BRAUCHEN, ALS GEBRAUCHT WIRD

Wenn wir unsere Welt nun in die der Armen und in die der Reichen unterteilen, leben wir hier im Westen in einer Welt der nahezu unbegrenzten Möglichkeiten. In einer Welt, in der man im Gegensatz zu den „Armen" weder hungert, noch durstet. In einer Welt, die voll ist mit Wohlstand. Und dennoch ist es eine Welt, in der es scheint, dass Wasser nicht stillt und Nahrung nicht satt macht. Eine Welt, in der Menschen mehr brauchen, als sie brauchen. Eine Welt, in der die schönsten Frauen unglücklich mit ihrem Körper und sich selbst sind. Eine Welt, in der Depression zum Alltag vieler gehört.

Eine Welt, in der Wasser nicht stillt und Nahrung nicht satt macht? Wie darf man eine solche Aussage verstehen? Immerhin – wenn ich hungrig bin, esse ich, und wenn ich durstig bin, trinke ich. Und selbstverständlich so lange, bis ich satt bin und meistens darüber hinaus. Ganz nach Willy Millowitschs Spruch: „Essen und Trinken sind die drei schönsten Dinge des Lebens", lassen wir es uns gut gehen, wenn wir es uns leisten können. Wieso ist hier also vom Dursten und Hungern die Rede?

Zunächst einmal die Frage:

WOZU BRAUCHT MAN ÜBERHAUPT NAHRUNG?

Die Frage könnte dümmer nicht gestellt werden. Und dennoch sollten wir uns damit einmal auseinandersetzen, um gewisse Problematiken zu erkennen. Nahrung liefert dem Körper Energie, die er für Herzschlag, Wachstum, Atmung, Wärmeregulierung und Bewegung benötigt. Je nach Größe, Alter, Geschlecht und Gewicht hat jeder Körper einen anderen Energiebedarf. Wir nehmen ab, wenn wir unseren Bedarf an Energie nicht decken. Ebenso nehmen wir zwangsläufig zu, wenn mehr Energie in Form von Nahrung zugeführt wird, als unser Körper eigentlich benötigt.

An dieser Stelle ist zu erwähnen, dass 52 Prozent aller Deutschen übergewichtig sind – das heißt, mehr als jeder Zweite hat zu viel auf den Rippen! Und dies wiederum heißt, dass mehr als jeder zweite Deutsche mehr Energie (Nahrung) zu sich nimmt, als er im Endeffekt bräuchte. Doch wieso?

Hauptursache für Übergewicht ist emotionales Essen. Oft wird aus Frust, Langeweile, Einsamkeit, Müdigkeit oder anderen Gründen, welche weit über den eigentlichen physischen Hunger hinausgehen, gegessen. Menschen essen als Folge von psychischen Beschwerden, oftmals ohne darüber nach-

zudenken, oftmals aber auch, um körperliche Bedürfnisse, welche wiederum psychischen Ursprungs sind, zu befriedigen. Aus dieser Perspektive heraus wird klar, dass die Aussage, dass das Wasser nicht stillt und die Nahrung nicht satt macht, eher psychisch gedacht ist und den Ursprung darin findet, dass wir teilweise unsere „innere Leere" mit Essen füllen. Aber wie sehr kann eine kurzzeitige Befriedigung, wie Essen, die Seele „satt" machen? Das Verhalten eines Menschen ist im Endeffekt nur ein Spiegel seines seelischen Zustands. Und hier, denke ich, liegt auch der springende Punkt! Wo wir zum Beispiel mit Unzufriedenheit, Leere, Schuldgefühlen sowie Lust- und Lieblosigkeit uns selbst gegenüber zu kämpfen haben, spiegelt sich unser Inneres in unserem Verhalten gegenüber uns selbst, unserem Nächsten und der Umwelt.

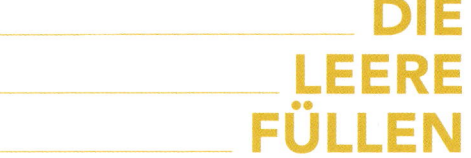

DIE LEERE FÜLLEN

Primär liegt der Ursprung einer solchen „Leere" darin, dass wir unseren Eigenwert nicht kennen. Woher kommt dieser Wert? Und wie verliert man dieses „Selbst-Bewusstsein" und diese „Selbst-Liebe"? Die Antwort liegt in all den Gründen, die die Welt zu einer solchen machen, die sie ist.

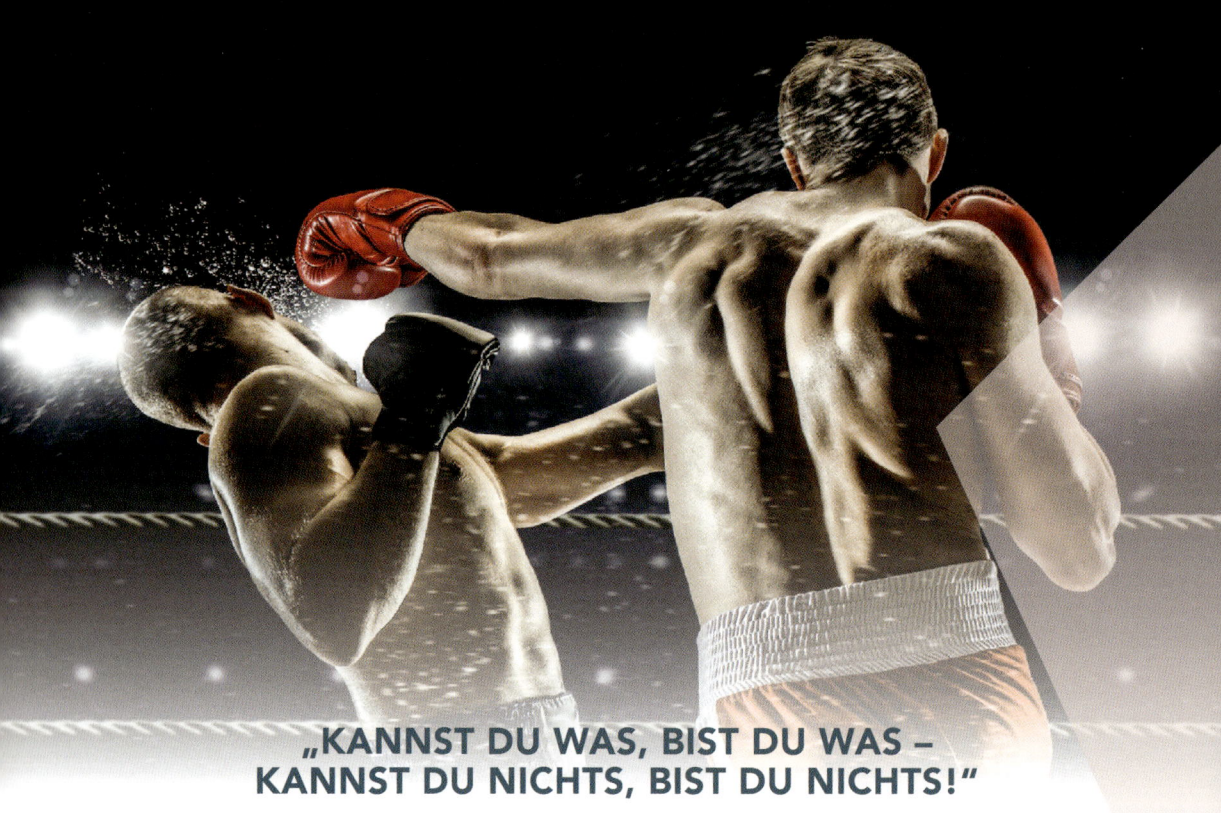

„KANNST DU WAS, BIST DU WAS – KANNST DU NICHTS, BIST DU NICHTS!"

Mit diesem Bewertungsschema sind wir alle mehr oder weniger aufgewachsen, wenn nicht im Elternhaus, dann zumindest in der Schule und der „Welt da draußen". Wir leben in einer Welt, in der es fast nur noch darum geht, besser, schöner, reicher zu sein. „Leistung bringen und um Anerkennung ringen", könnte der Satz schlechthin sein, der den Zustand der heutigen Zeit perfekt beschriebe.

Man ist immer mehr mit sich selbst beschäftigt; alles andere wird somit zweitrangig. Überall will man der Beste sein, ob auf der Arbeit oder beim Sport. Kommt man durch die eigenerbrachte Leistung nicht ans Ziel, scheut man sich nicht, Mittel und Wege zu finden, die einen dorthin bringen, selbst dann, wenn man dabei jemand anderem oder gar sich selbst schadet.

Schauen wir uns die Entwicklung des Steroidkonsums an, sieht man, dass derzeit jeder Fünfte im Fitnessstudio zu Wachstumshormonen greift, und das, obwohl jedem bekannt sein müsste, dass dies zu irreparablen Schäden, Herzkrankheiten und Krebs führen kann. Und mit Sport hat das Ganze auch schon längst nichts mehr zu tun, lediglich damit, den anderen gefallen zu wollen – bis dahin, wo es für einen selbst sogar tödlich enden kann. Dieser Drang nach Anerkennung, egal ob es nun auf Sport, Arbeit oder Geld basiert, ist so groß, dass er kein Ende kennt.

SELBSTWERT VERSUS ANERKENNUNG

Betrachten wir einmal den Selbstwert anhand der Mutterliebe: Eine Mutter liebt ihr Kind ab dem ersten Moment bedingungslos um seiner selbst willen – das Kind muss nichts leisten und nicht „schön" sein. Die Mutter hat es zur Welt gebracht. Es ist ein Teil von ihr selbst, und darum wird es geliebt. Tatsächlich ist es so, dass jeder Mensch mit einer solchen bedingungslosen Liebe geliebt wird, und zwar von demjenigen, der einen jeden Menschen erschaffen hat. Wenn diese Tatsache allerdings nicht zutiefst im Herzen verankert ist, dann wird der Selbstwert dadurch bestimmt, wie sehr man von der Welt gelobt und anerkannt wird. Und um eine solche Anerkennung zu bekommen, ist es nötig, ständig Leistung zu bringen und immer wieder „einen drauf zu setzen".

Ein Beispiel dafür, wie wenig man sich auf die Anerkennung der Welt verlassen kann, ist Vladimir Klitschko! Der ukrainische Profiboxer galt mehr als 11 Jahre als der beste Boxer der Welt. Mit einer Kampfstatistik von 68 Kämpfen, von denen er nur 4 verlor und 54 mit einem Knock-Out beendete, wird diese Aussage mehr als bestätigt. Die Welt feierte Klitschko dafür, eine bevorstehende Niederlage konnte sich niemand vorstellen. Doch dann, am 28. November 2015, war es soweit.

Vladimir Klitschko verlor im Kampf gegen den Engländer Tyson Fury alle seine Titel durch dessen Punktesieg. Von jetzt auf gleich war er kein Weltmeister mehr. Schlimmer noch als die Tatsache der Niederlage war die Reaktion der Welt, die ihn so lange gefeiert hatte. „Versager, Verlierer, Pfeife" – alles Bezeichnungen, die ihm von nun an galten. Ein Mann, der mehr als ein Jahrzehnt an der Spitze der Boxgeschichte stand, machte einen „Fehler", und all die Siege, all das Können und die Erfolge waren plötzlich in Vergessenheit geraten und nichts mehr wert. Die Welt hörte auf, ihn zu loben, weil er nicht mehr die Leistung bringen konnte, die man von ihm verlangte. Und jetzt? Wenn das, was ihn ausmachte, Vergangenheit ist, was ist er nun noch wert? Was ist er sich selbst noch wert?

Egal ob „kleiner Bürger" oder Profiboxer, egal ob Mittelschicht oder Oberschicht: Die meisten Menschen definieren sich durch Leistung. Durch Leistung, die anerkannt werden muss, um ihren Wert zu erhalten. Egal, ob diese Leistung nun einem Körperkult oder anderen Bereichen gilt – was ist, wenn die Leistung nie ausreicht? Ich bin der Meinung, dass man in allen Bereichen, in denen man Leistung bringen muss und sich selbst von dieser abhängig macht, nie den Zustand der Zufriedenheit erreichen kann. Oder wann bist du im Bodybuilding soweit, dass du sagen kannst: „Jetzt habe ich mich soweit hochtrainiert, dass ich zufrieden sein kann und mit dem Training aufhöre?" Wann sagt der Top-Manager: „Nach diesem Auftrag habe ich mein Karriereziel erreicht und setze mich zur Ruhe?" Vermutlich nie! Wenn es gut läuft, weitermachen! Doch bis zu welchem Punkt? Wann ist das Maß aller Dinge erreicht? Wann ist genug Geld verdient? Mit was gibt sich die Welt zufrieden? Die Antwort ist: Nie! Und weil man dem starken Druck durch den Drang nach Anerkennung nicht auf ewig standhalten kann, verfallen viele in diese genannte Leere, die sich dann als Burn-Out oder Depression bemerkbar macht.

Und durch den immer mehr schwindenden Wert, welchen die Menschen sich selbst zugestehen, verliert auch alles andere um sie herum an Wert. Die Nahrung, das Wasser und die Erde, auf der wir leben. In einer so leistungsorientierten Gesellschaft wird nichts mehr als wertvoll geachtet.

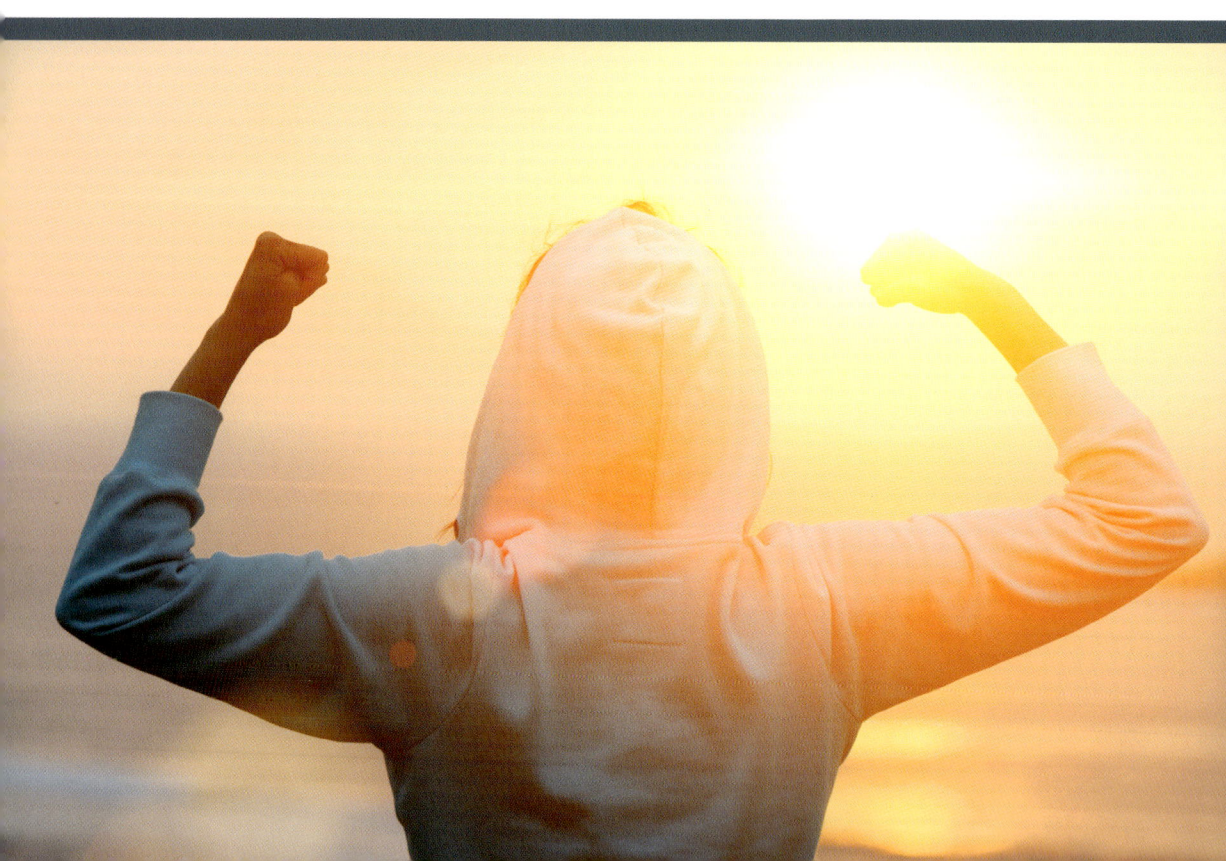

ÜBERGEWICHT – SEHNSUCHT

Als Hauptursache von Übergewicht nannte ich bereits emotionales Essen: Frust, Einsamkeit, Müdigkeit, Langeweile und auch Schuldgefühle stehen im Vordergrund. Alles negative Aspekte, welche Folge einer Lieb- und Wertlosigkeit sein können. Durch die fehlende Dankbarkeit und Wertschätzung der uns im Überfluss zur Verfügung stehenden Nahrung wird häufig auch nicht mehr darauf geachtet, wie viel und „wie" wir essen.

Kommen wir erst einmal zum „Wie". Was ist damit gemeint? Das Wie kann definiert werden durch: wo, mit wem und weshalb.

Wo essen wir? Man sollte denken im Esszimmer am Esstisch. Viel häufiger wird allerdings vor dem Fernseher, vor dem Computer oder gar unterwegs gegessen. Durch dieses „Unterwegs essen" ist der Fast-Food-Trend überhaupt erst entstanden. Die fehlende Zeit und die zunehmende Hektik, worunter die Gesellschaft leidet, führen dazu, dass wir uns oft keine Zeit mehr für das Essen nehmen. Es wird sozusagen während anderer Tätigkeiten „erledigt". Allein durch diesen Aspekt verliert man die Kontrolle darüber, wie viel man eigentlich isst. Wer eine Sache nicht von der anderen trennt, kann sie nur noch halbherzig betreiben. Und wer etwas nur mit halbem Herz macht, kann es auch nicht richtig wertschätzen – selbst beim Essen ...

Das „Wo" lässt sich gut verbinden mit dem „Mit-Wem". Beispielsweise wird vor dem Computer, vor dem Fernseher und genauso auch unterwegs hauptsächlich alleine gegessen. „Essen und Trinken hält Leib und Seele zusammen", so sagt der Volksmund. Dies sagt doch aus, dass Essen etwas sehr Geselliges ist, etwas, das man gerne mit anderen teilt oder teilen will. Ich denke, diese Sehnsucht ist in jedem Menschen verankert – die Sehnsucht nach Gesellschaft und Gemeinschaft. Was sagt das über Menschen aus, die beim Essen „gerne" für sich sind? Ich denke, sie sind sehr einsam. Wer hingegen die Gemeinschaft am Tisch, also die Tischgemeinschaft, sucht, wird merken, wie schön das Essen sein kann. In Sprüche 17,1 heißt es: „Lieber ein trockner Bissen mit Frieden als ein Haus voll Geschlachtetem mit Streit." Die Qualität des Essens macht es also nicht aus; die Qualität der Ess-Gemeinschaft ist das Entscheidende. Dass man sich austauscht und die Gemeinschaft pflegt, dass Essen und Trinken gerne geteilt werden. Die Tischgemeinschaft ist also etwas ganz Wichtiges. Das hat auch Jesus seinerzeit gewusst und praktiziert. Die Leute, mit denen Jesus am Tisch saß, waren wirklich hungrig und durstig – nämlich nach dem Brot und Wasser des Lebens und nach Gemeinschaft mit Gott. In der Tischgemeinschaft mit Jesus bekamen sie von allem genug – physisch und psychisch. Vielleicht ist es nun leichter zu verstehen, was es bedeutet, dass wir in einer Gesellschaft leben, in der Nahrung nicht satt macht und Wasser nicht stillt.

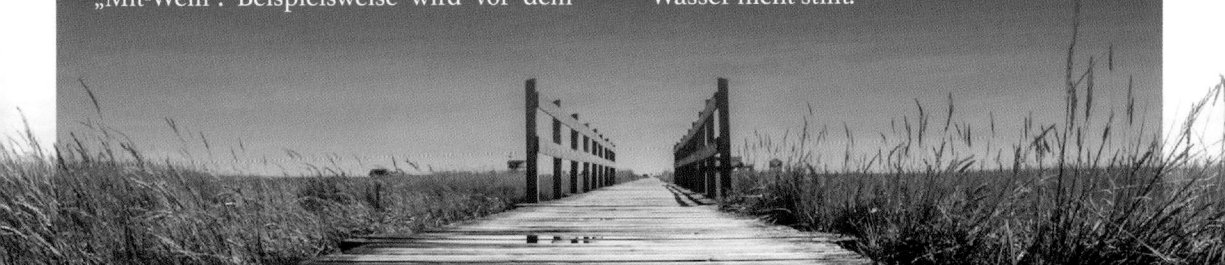

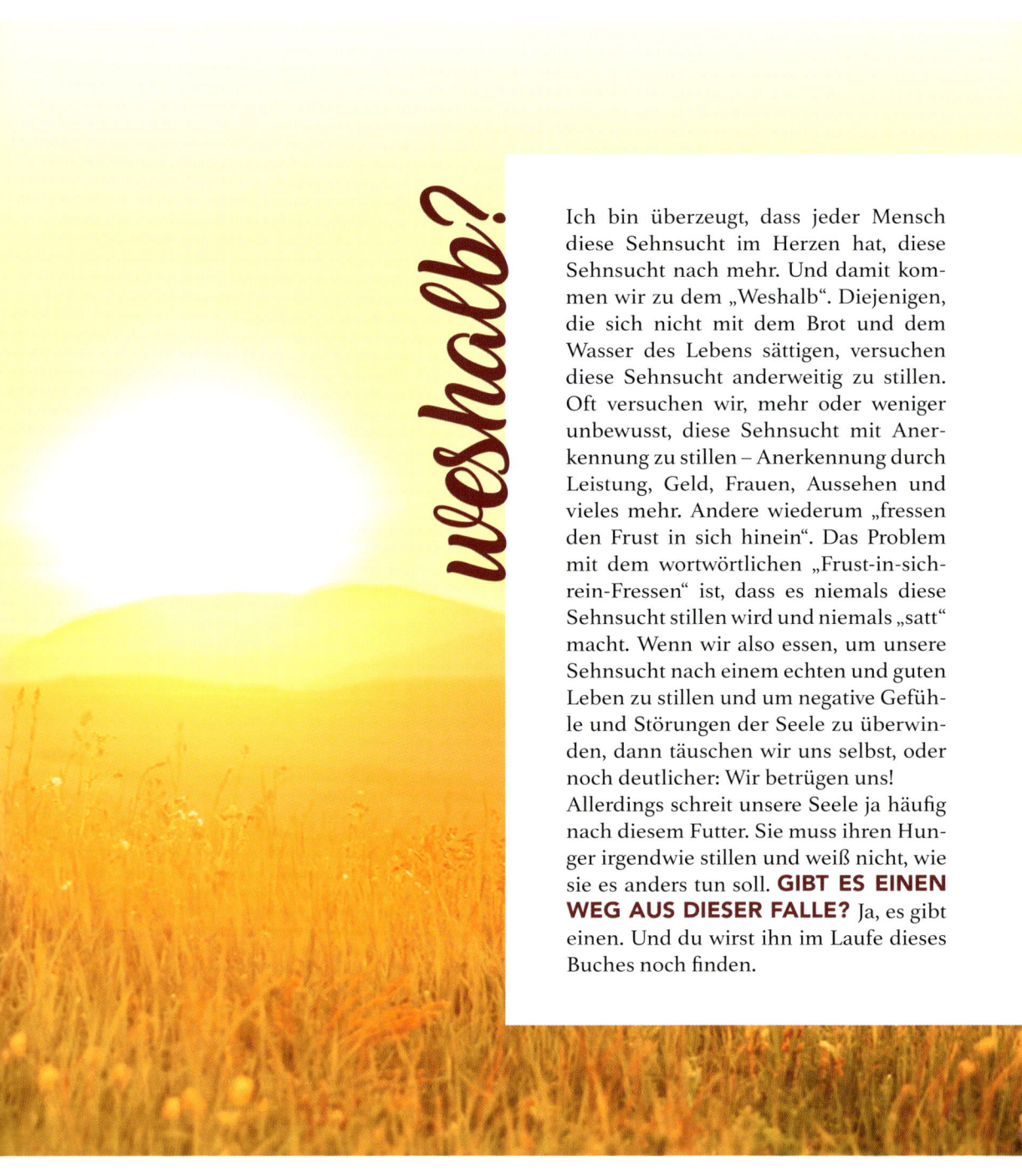

weshalb?

Ich bin überzeugt, dass jeder Mensch diese Sehnsucht im Herzen hat, diese Sehnsucht nach mehr. Und damit kommen wir zu dem „Weshalb". Diejenigen, die sich nicht mit dem Brot und dem Wasser des Lebens sättigen, versuchen diese Sehnsucht anderweitig zu stillen. Oft versuchen wir, mehr oder weniger unbewusst, diese Sehnsucht mit Anerkennung zu stillen – Anerkennung durch Leistung, Geld, Frauen, Aussehen und vieles mehr. Andere wiederum „fressen den Frust in sich hinein". Das Problem mit dem wortwörtlichen „Frust-in-sich-rein-Fressen" ist, dass es niemals diese Sehnsucht stillen wird und niemals „satt" macht. Wenn wir also essen, um unsere Sehnsucht nach einem echten und guten Leben zu stillen und um negative Gefühle und Störungen der Seele zu überwinden, dann täuschen wir uns selbst, oder noch deutlicher: Wir betrügen uns!

Allerdings schreit unsere Seele ja häufig nach diesem Futter. Sie muss ihren Hunger irgendwie stillen und weiß nicht, wie sie es anders tun soll. **GIBT ES EINEN WEG AUS DIESER FALLE?** Ja, es gibt einen. Und du wirst ihn im Laufe dieses Buches noch finden.

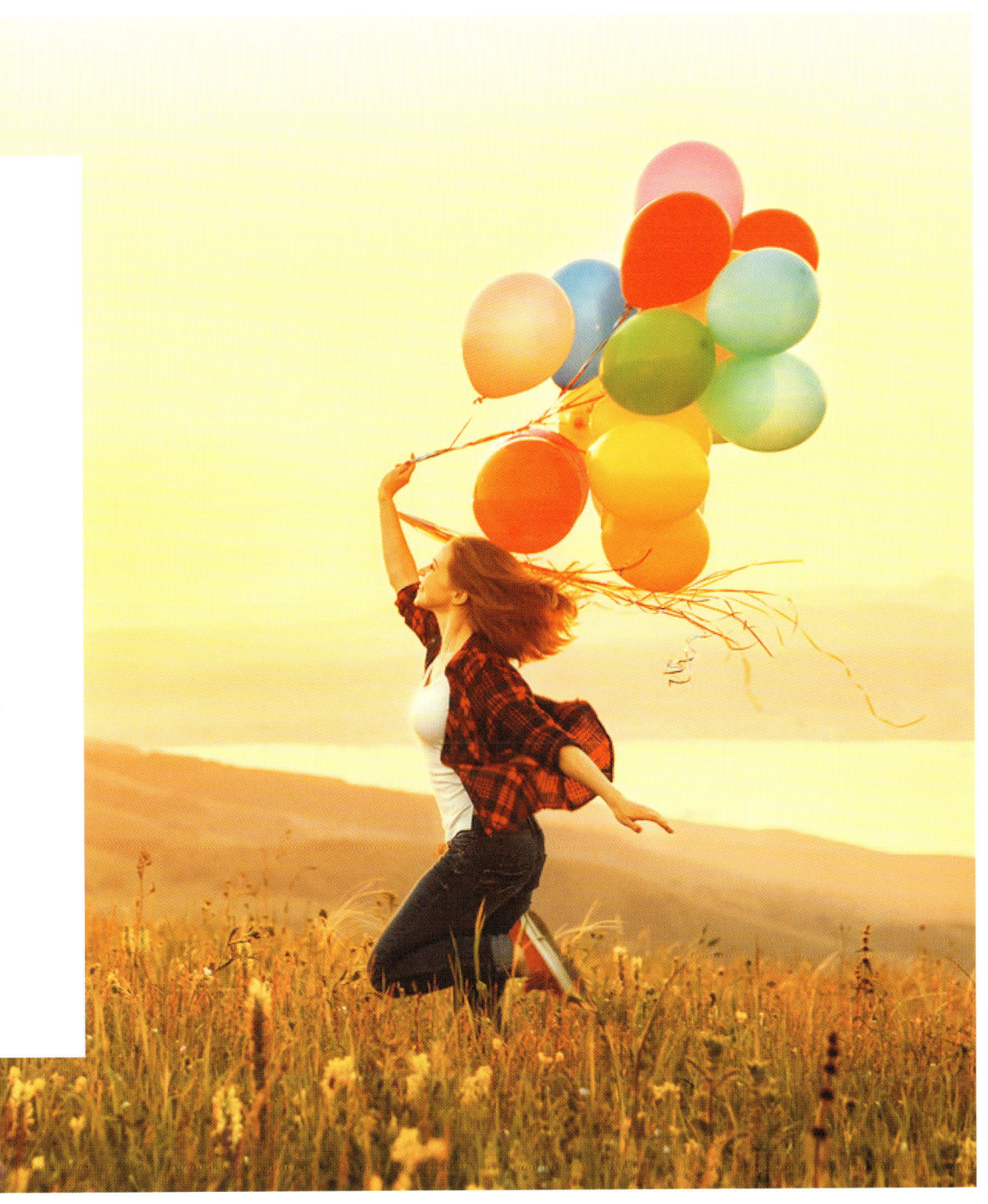

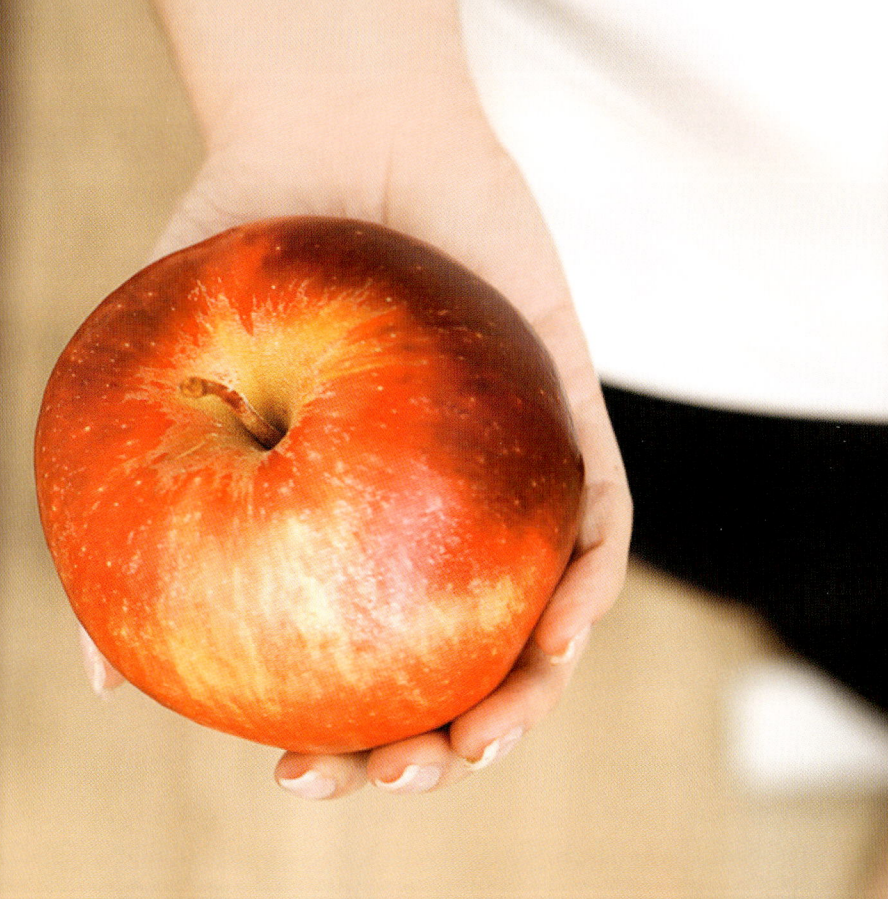

ÜBERGEWICHT?

„Der Leib ist der Tempel des Heiligen Geistes."
Daraufhin spricht ein Übergewichtiger:
„Dann muss er sich bei mir ja richtig wohlfühlen,
bei so viel Platz!"

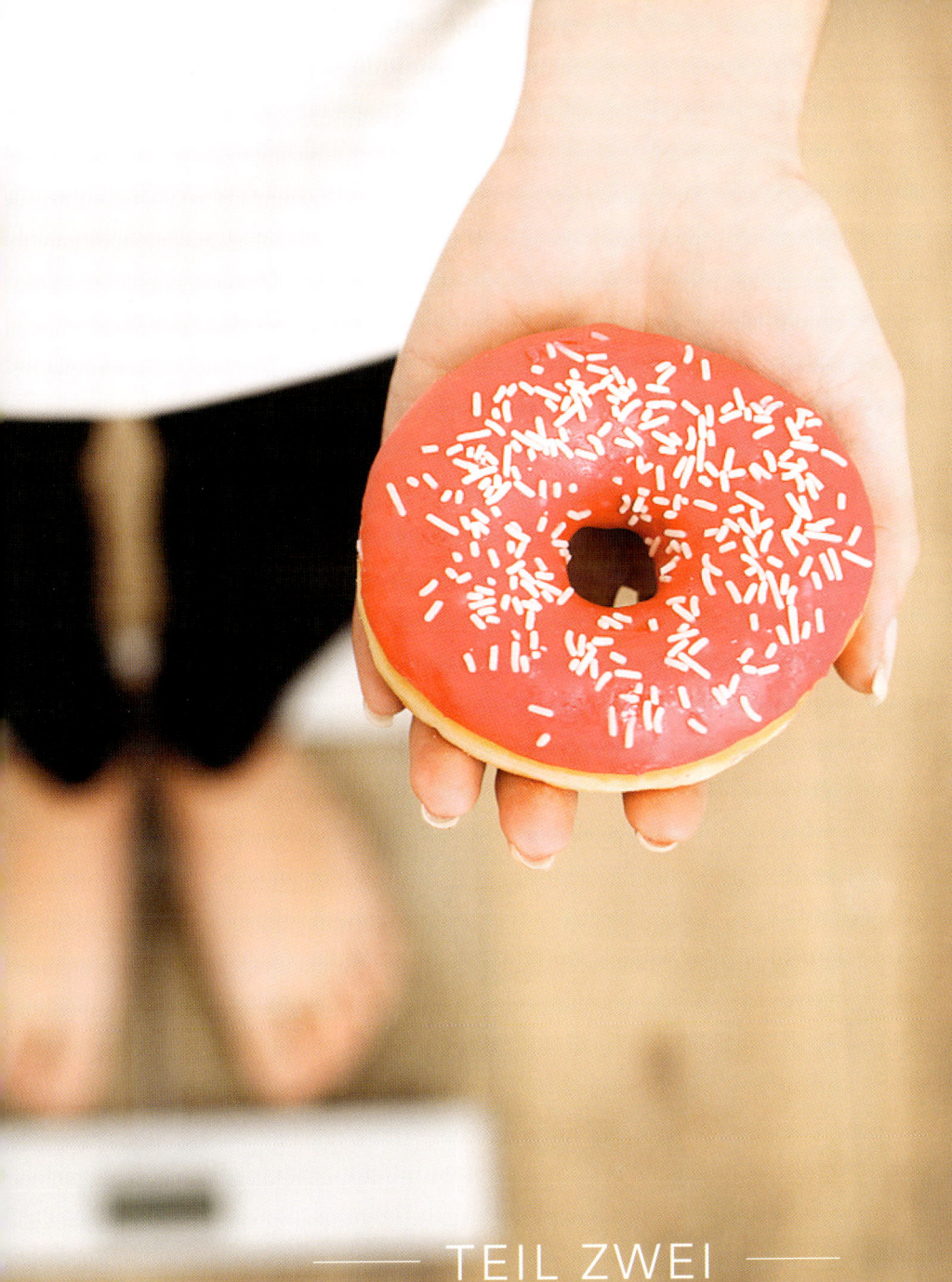

TEIL ZWEI

WO STEHE ICH?

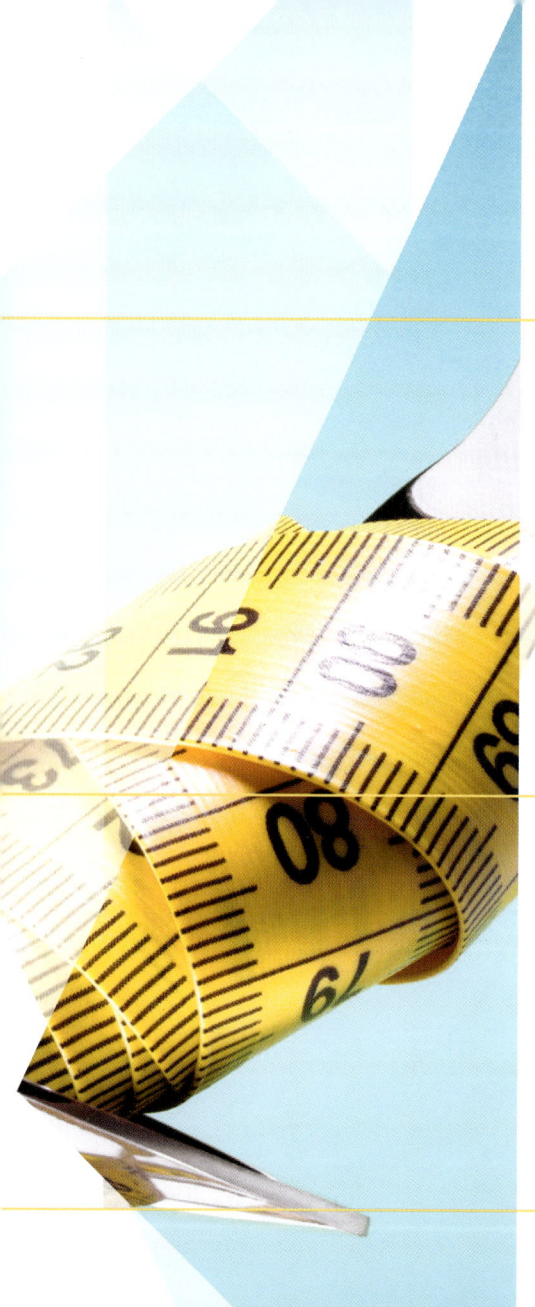

Nun – den eigenen Bauch mit einem Augenzwinkern zu betrachten ist wahrscheinlich netter, als in Depression zu verfallen. Trotzdem dürfen wir schon ehrlich mit uns sein. Hier stellt sich also die Frage:

BIST DU SELBST ÜBERGEWICHTIG?

Übergewicht muss nicht unbedingt bedeuten, dass man gleich 100 Kilo zu viel hat. Genauso wenig bedeutet Übergewicht, dass man lediglich 2 oder 3 Kilo zu viel hat. Laut Body-Maß-Index (BMI), ein Index, bei dem durch eine einfache Formel ein Wert ermittelt wird, der ausschlaggebend für den Stand des Idealgewichts sein soll, sollte ein 25-jähriger Erwachsener einen Wert zwischen 20 und 25 haben. Dieser Wert entsteht, wenn eine beispielsweise 1,80 Meter große Person 80 Kilogramm auf die Waage bringt. Doch die Frage, die sich mir stellt, ist:

WAS GENAU IST EIN IDEALGEWICHT?

Der hier genannte Begriff „Idealgewicht" entspricht lediglich einer festgelegten Norm, einem Wert, der bestimmen soll, wann ein Mensch ein gutes Körpergewicht hat. Betrachtet man hierzu den historischen Wandel des Übergewichts und die Tatsache, dass zu Zeiten des Barocks übergewichtige Frauen als wohlhabend galten, da sie gut genährt waren, stellt man sich erneut die Frage der Definition von „Idealgewicht".

IDEALGEWICHT VERSUS WOHLFÜHLGEWICHT

Einen guten BMI-Wert zu haben, ist bestimmt eine tolle Sache. Allerdings ist es nicht das einzige Maß, an dem man sich selbst messen sollte. Neben dem Begriff Idealgewicht, gibt es noch das Wort „Wohlfühlgewicht". Das Wohlfühlgewicht ist nun selbstverständlich reine individuelle Auslegungs- und Definitionssache.

Wenn ein 1,80 Meter großer Mann zum Beispiel 200 Kilogramm gewogen und 100 Kilogramm abgenommen hat, wird dieser bestimmt mehr als nur glücklich sein – er wird sich wohlfühlen. Wohlfühlen oder aber zumindest „wohler fühlen", das heißt seinem perfekten Zustand einen Riesenschritt nähergekommen zu sein. Ist es aber nun wichtig, diesen perfekten Zustand zu erreichen und ihn zu halten? Oder spielen mehrere, viel wichtigere Faktoren eine noch viel bedeutsamere Rolle? Immerhin ist der erste Schritt zur Veränderung die Veränderung selbst. Wo diese nun anfängt und wo sie aufhört, bleibt zunächst einmal Nebensache. Ein Übergewichtiger, der sich entschließt abzunehmen und zu Beginn erste Erfolge aufweisen kann, hat doch schon bei dem „minimalen" Gewichtsverlust von 10 Kilogramm sein „Idealgewicht" erreicht – zumindest sein momentanes. Wenn er alles getan hat, was ihm möglich war, um innerhalb eines bestimmten Zeitraumes das dafür vorgesehene Gewicht zu verlieren, wird er in diesem Moment sein Idealgewicht erreicht haben! Auch wenn das nicht bedeutet, dass sein Weg hier beendet ist und er nicht noch viel mehr abnehmen kann und wird –

„DER WEG IST DAS ZIEL".

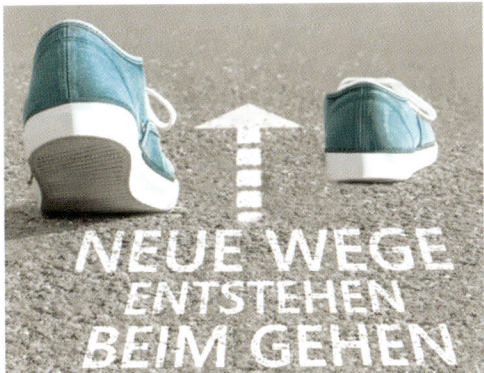

WOHLFÜHLEN

Das Wohlfühlen ist meiner Meinung nach der viel bedeutendere Aspekt. Immerhin: Wie viele Menschen haben zwar ihr „Idealgewicht" und fühlen sich trotzdem noch zu dick? Wie viele durchtrainierte Menschen haben schon den „perfekten" Körper und eifern dennoch einem viel höheren Ideal nach, da es Menschen gibt, die vielleicht noch trainierter sind und noch besser aussehen!? Diese Menschen haben bereits ein gesellschaftliches Ideal erreicht, ein Ideal das ihnen selbst aber noch lange nicht genug ist und vermutlich auch nie genug sein wird. Ich denke nicht, dass diese Menschen ihr Wohlfühlgewicht oder ihren Wohlfühlzustand jemals erreichen werden – zumindest nicht auf diese Art und Weise. Wohlfühlen bedeutet im Endeffekt, dass das eigene Wohlbefinden durch nichts Anderes beeinträchtigt wird. Das Wohlfühlen ist dabei weniger eine körperliche, sondern eher eine seelische Qualität. Wenn man innerlich kaputt und zerrüttet ist, wird man nie den perfekten körperlichen Zustand, also den Traumkörper, erreichen können, da dieser niemals existieren wird, solange man nicht mit sich selbst im Reinen ist. Egal was man tut, es wird nie genug sein.

ESSSTÖRUNGEN AUS MEDIZINISCH-PSYCHOLOGISCHER SICHT

Bevor wir weiter darauf eingehen, mache ich an dieser Stelle einen kurzen Schnitt. Hauptsächlich sprechen wir hier von Übergewicht. Übergewicht ist letztendlich die Folge einer „Essstörung", das Essverhalten ist aufgrund von seelischer Unordnung „gestört", wie zum Beispiel auch bei Bulimie und Magersucht. Es muss nicht immer gleich so dramatisch sein, aber auch eine geringere Störung kann über eine längere Zeit schon zu beträchtlichem „Übergewicht" und Unwohlsein führen, wobei die damit verbundenen schlechten Gefühle sich sowohl seelisch als auch körperlich auswirken. Diese „Essstörung" ist der Ausgangspunkt für etliche Krankheiten, der Ursprung liegt jedoch weitaus tiefer in den Herzen der Menschen. Ich, als „Hobbypsychologe", könnte dir ja viel erzählen, aber um dem Ganzen Hand und Fuß zu verleihen und um für spätere Themen Klarheit zu schaffen, habe ich mir einen Profi an die Seite geholt und ihn zu dem Thema „Essstörungen" befragt –

DR. MED. KLAUS HETTMER, Facharzt für Psychotherapeutische Medizin und Tiefenpsychologe:

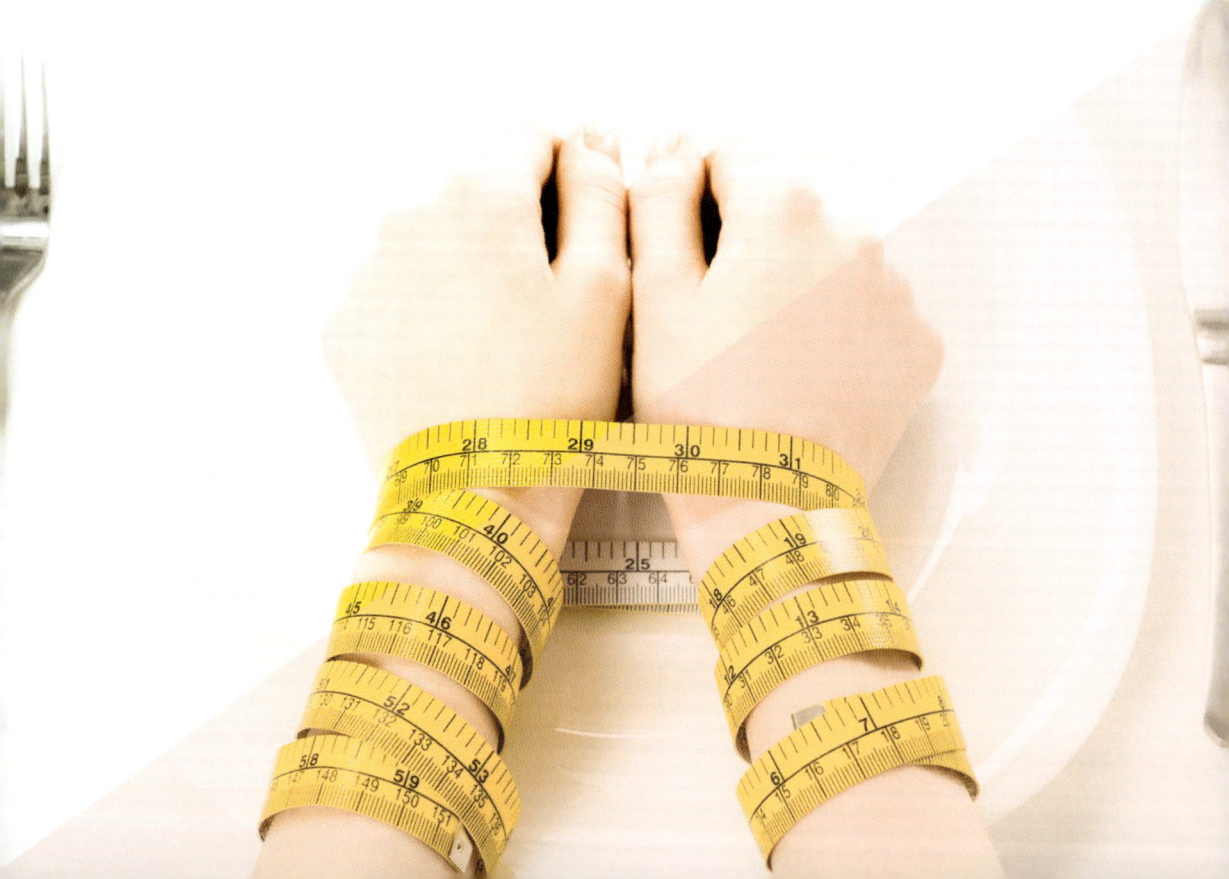

„Klaus, in dem Buch wird hauptsächlich auf das Problem der Psychogenen Adipositas (Übergewicht) eingegangen. Essstörungen beinhalten jedoch nicht nur das Übergewicht, sondern ebenso die Magersucht und Bulimie. Wie kann man Essstörungen aus medizinisch-psychologischer Sicht definieren beziehungsweise einordnen?"

„Essstörungen sind sogenannte ‚Verhaltensstörungen'. Normales Verhalten und Verhaltenszüge lassen sich stets erneuern und verändern. Bei Verhaltensstörungen, in diesem Fall Essstörungen, ist die Vorstellung: ‚Ich kann ja jeden Moment aufhören und mich ändern' leider oft unrealistisch. Zu den Essstörungen zählt man die Psychogene Adipositas (Fettleibigkeit), die Bulimie (Ess-Brech-Sucht) und die Magersucht. Besonders bei der Bulimie kommt es oft zu Wechselbädern zwischen Hoffnung und Enttäuschung. Die Fettleibigkeit zählt auf Grund ihrer Häufigkeit und späteren Langzeitfolgen zu den schwersten Essstörungen. Und die Magersucht fällt auf Grund ihrer Dramatik im Aussehen und der potentiellen Tödlichkeit besonders auf.

„Alle diese Erkrankungen hinterlassen nicht nur bei den Betroffenen, sondern vor allem auch bei den Angehörigen viele seelische Verwundungen, Enttäuschungen und auch Fragezeichen.Wie kann man diese Krankheiten verstehen?"

„Um diese Krankheiten zu verstehen kann man medizinisch-genetisch vorgehen, verhaltensanalytisch oder psychoanalytisch, das heißt, dass diese Störungen bereits in der frühen Kindheit ihren Ursprung finden. All diese Theorien beruhen jedoch nur auf teilweisen Wahrheiten, letztendlich ist die Ursache aber meist auf mehrere Faktoren zurückzuführen. Da jeder Mensch eine einzigartige Persönlichkeit ist, muss man die Ursachen und aufrechterhaltenden Faktoren im Zusammenhang der persönlichen Entwicklungsgeschichte und Umwelteinflüsse betrachten. Umso mehr ist es wichtig, die Behandlung zwar auch standardisiert und mit Hilfe von Fachkliniken und Ambulanzen zu planen, aber auch die Familie mit einzubeziehen und die jeweils zu behandelnde Person mit ihren Ängsten, Abhängigkeiten und Konflikten, aber auch ihren Stärken und Zielen zu betrachten."

„Lass uns kurz auf die analytische Sichtweise eingehen."

„Ein Schwerpunkt im Zusammenleben zwischen Mutter und Kind, welches ja nachgeburtlich noch weiterbesteht, liegt in der Nahrungsaufnahme und Lustbefriedigung des Kindes. In dieser sogenannten oralen Phase kann jede längerfristige Störung in der Wechselbeziehung zwischen Mutter und Kind dazu führen, dass keine gesunden Grenzen mehr gezogen werden und Frustrationen auftreten. Dies fühlt sich für das Kind nicht nur als existenzielle Bedrohung an, sondern äußert sich auch in Störungen des Selbstwertgefühls und Ablehnung. Dazu können erste Wurzeln von Schuldgefühlen entstehen, welche in der Psychodynamik (dem Wirken innerseelischer Kräfte) der Essstörungen von großer Bedeutung sind. ‚Wenn das Habenwollen verboten ist, wo ist dann mein Recht, überhaupt auf der Welt zu sein?' – Essen gleicht hierbei einer Sünde. Ein Vergleich ist auch die Geschichte im Paradies oder der Versuch, durch Fasten Sünden zu beseitigen. Dabei erhält die Zufuhr von Nahrung eine größere, erweiterte Bedeutung in Bezug auf das Besitzstreben, den Selbstwert und die sogenannten ichbezogenen Bedürfnisse, die sich etwa in folgenden Punkten ausdrücken:

- Zwar bin ich zunächst abhängig,

- will dabei aber trotzdem in meinen Bedürfnissen erkannt

- und darüber hinaus in meiner Eigenart anerkannt werden,

- um schließlich in die Unabhängigkeit entlassen zu werden.

Eine angemessene Befriedigung dieser Bedürfnisse stellt eine maßgebliche Quelle des Selbstwertgefühls dar. Allerdings fördern auch angemessene Enttäuschungen die spätere Unabhängigkeit. Die Betonung liegt hierbei auf angemessen. Das heißt, beides ist notwendig, Befriedigung und auch Enttäuschung, und zwar in Maßen, die dem Kind förderlich sind.
Werden die Bedürfnisse des Kindes zu Beginn zu wenig gestillt, oder wird das Kind im Übermaß gefüttert, entstehen sogenannte ‚orale Abhängigkeiten‘. Sie führen zu tiefgründigen Konflikten in der Seele des Kindes, das sich auf der einen Seite anpassen will, um zu gefallen, sich auf der anderen Seite aber nach einer Befriedigung seiner Bedürfnisse sehnt. Genauso äußert sich dieser Konflikt auch in dem Streben nach Unabhängigkeit einerseits und den Verlustängsten andererseits.
Später können dann Störungen in der Entwicklung der Persönlichkeit (z.B. in der Pubertät) das Essverhalten konflikthaft belasten und zu Essstörungen führen. Seelische und persönliche Konflikte werden in Folge dessen über das Essen oder Nicht-Essen ausgetragen.“

„Letztendlich sind Essstörungen also Beeinträchtigungen des Essverhaltens auf der Basis der seelischen Entwicklung.
Die Psyche könnte man doch als Ergebnis der äußeren Einflüsse bezeichnen und – was noch viel mehr Gewicht hat – der Ruhe und Unruhe im Herzen. Ihre Identität bezieht sie also aus den Gefühlen von Sicherheit und Angst.“
„Genau, Störungen finden aufgrund der neurotischen, also psychischen, Entwicklung statt. Beim gestörten Essverhalten dient das Essen dazu, die seelischen Anspannungen zu vermindern und Einfluss auf die zwischenmenschlichen Beziehungen zu nehmen.“

„Wir sprechen von drei ‚Typen‘ von Essstörungen – dem Übergewicht, der Bulimie (Ess-Brech-Sucht) und der Magersucht. Wo liegen die entscheidenden Unterschiede bei diesen Krankheiten?“
„Während Magersucht und Bulimie zahlreiche Gemeinsamkeiten aufweisen, nimmt die Fettleibigkeit eine eigene Position ein und ist mehr mit den Suchterkrankungen verwandt.
Die Magersucht fällt auf Grund des Leitsymptoms der Magerkeit stark auf (sehr dünne, kindlich wirkende Patienten), die Bulimie existiert oft jahrelang im Verborgenen, die Fettleibigkeit hingegen lässt sich nach außen hin nicht leugnen und führt oft zu Ablehnung und Spott im sozialen Umfeld (‚Die sollen nicht so viel fressen, sich mal zusammenreißen!‘).“

„In diesem Buch wird hauptsächlich das Übergewicht thematisiert, in dem Fall die ‚psychogene Adipositas‘. Wie lässt diese sich aus medizinisch-psychologischer Sicht definieren?“

„Unter einer psychogenen Adipositas versteht man eine Übergewichtigkeit um mehr als 30 Prozent des Idealgewichts durch übermäßige Nahrungsaufnahme als Folge einer seelenkranken Entwicklung. Die Erkrankung kommt in allen Altersgruppen und beiderlei Geschlechtern etwa gleich stark vor. Der entscheidende Punkt ist hierbei, dass sich das Essen nach einer inneren Bedürfnislage und nicht nach dem tatsächlichen Bedarf richtet.

Kriterien dieser Krankheit sind Hyperorexie, das ist eine rauschartige, anfallsartige Nahrungsaufnahme. Dazu kommen innere Unruhen, Getriebenheit, eine innere Leere und auch Antriebsarmut. Häufig ist auch eine soziale, jedoch oberflächliche Kontaktsucht sowie auch das komplette Gegenteil, eine Kontaktscheue, zu beobachten. Die Folgen sind dazu ein gestörter Fettstoffwechsel, ein hoher Blutdruck, ebenso Diabetes mellitus.

Psychodynamisch bestehen bei der Adipositas Größenphantasien (wobei die Macht der eignen Gedanken und Worte, wie in der kindlichen Allmachtsphantasie, völlig überbewertet wird) und unrealistische Erwartungen an andere Menschen, die mit Fehleinschätzungen und Minderwertigkeit der eigenen Person verbunden sind. Fettsüchtige unterschätzen oft den Aufwand, der nötig ist, um Ziele zu erreichen oder Kontakte herzustellen. Dazu kommt die Antriebsarmut. Das Ausbleiben eines Erfolgs erleben sie als persönliches Versagen, die Selbstzweifel sind groß.

Eine mögliche Ursache kann die orale Verwöhnung in Form von Essen in der Kindheit als Ersatz für emotionale Zuwendung sein. Bei jedem Kummer wird den Kindern ‚der Mund gestopft‘, da die Eltern oft wegen eigener Probleme das Gefühl haben, dem Kind nicht genug gegeben zu haben. Oft besteht auch eine Überbehütung und Erziehung zur Unselbständigkeit und Bequemlichkeit (wobei alle Hürden aus dem Weg geräumt werden).

Auslösend wirken oft Trennungen, Verluste und Kränkungen. Bei Jugendlichen sind es oft Trennungen des Elternhauses oder Enttäuschungen bei der Partnerwahl.

Das Essen ist einerseits Ersatz für verlorene oder nicht erlangte Liebe, Bewunderung und Bestätigung, eine Selbsttröstung; im Übermaß aber auch andererseits Zeichen einer nach innen gerichteten Aggression, die den versagenden Bezugspersonen gilt.

Auch die zunehmend ausbleibende Aktivität durch fehlende soziale Kontakte im Internetzeitalter oder fehlende Väter mögen heutzutage eine große Rolle spielen.

Durch die mangelnde soziale Kompetenz und körperliche Attraktivität kommt es erneut zur Verstärkung des Defizits im Selbsterleben, welches wiederum durch Essen kompensiert wird: ein Teufelskreis.“

„Ganzheitlich betrachtet kann man also sagen, dass allen Formen der Essstörung ein Mangel an Selbstwert und der Bewältigung der psychischen und sozialen Entwicklung im jeweiligen persönlichen Umfeld zugrunde liegt.“

„Dabei werden die inneren, seelischen Konflikte durch das Essen oder Nicht-Essen auf die äußere Ebene des Körpers verschoben. Hierdurch entstehen neue Probleme, die wiederum das Zusammenleben mit Anderen und den Selbstwert schädigen.

Als Ursachen werden bei allen drei Krankheiten oft familiäre Probleme und Belastungssituationen gefunden, die im Zeitalter der Vaterlosigkeit, zerbrechender Familien und gestörter sozialer Bezüge noch zunehmen werden.

In der Begleitung und Behandlung dieser Menschen ist es immer wichtig, die Essstörung auch als Erkrankungen und Kompensationen inneren Leids zu sehen und nicht zu urteilen oder zu bewerten. Es geht meines Erachtens nach nicht nur darum, das Verhalten zu verändern, sondern auch die Umweltfaktoren und inneren Befindlichkeiten zu verstehen und Hoffnung, Wertschätzung und Liebe zu vermitteln, denn im Grunde zeigen diese Erkrankungen viel Ähnlichkeit mit den Suchterkrankungen.

Das Symptom oder der Auslöser an sich ist nie allein die Ursache, sondern dient quasi dazu, die seelischen Nöte zu regulieren beziehungsweise auszugleichen, ist also eigentlich ein fehlgeschlagener Selbstheilungsversuch! Lediglich dieses Symptom zu behandeln (normales Essverhalten zu erzwingen) würde nichts bringen oder zu einer Symptomverlagerung führen. So landen nicht selten Übergewichtige in der Magersucht.

Die erkrankten Menschen sind im Grunde verletzt und leiden an mangelndem Selbstvertrauen und Selbstliebe.

Eltern und Gesellschaft können sich fragen: Wo haben wir diese Menschen in unserer Leistungsgesellschaft verloren und es versäumt, ihnen ihren Wert und ihre Bedeutung für uns alle zu vermitteln? Wie können sie wieder lernen, an sich und an ihre Ziele zu glauben?

Hinter jeder Sucht steckt auch eine Sehnsucht und diese Sehnsucht zu stillen, ist wohl die allerwichtigste Maßnahme, um das süchtige Verhalten beenden zu können. ‚Sinn statt Sucht', dies scheint mir außerordentlich wichtig, genauso wie meinen persönlichen Platz in der Welt zu finden und mich akzeptiert und geliebt zu fühlen."

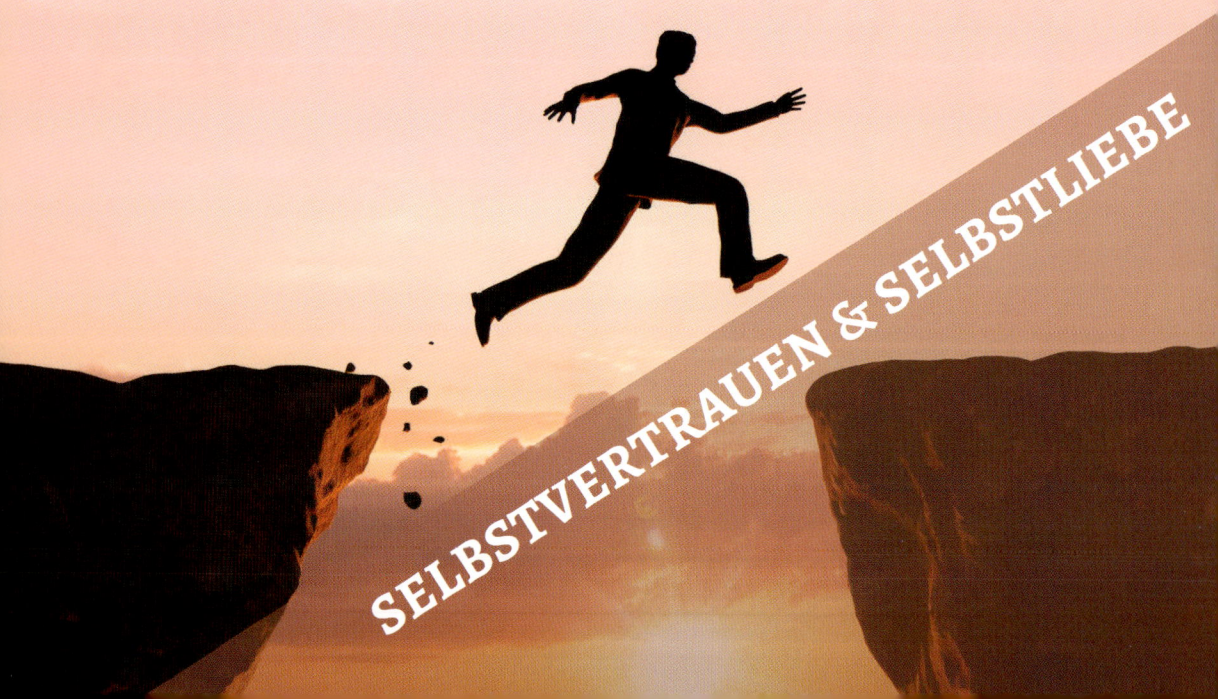

SELBSTVERTRAUEN & SELBSTLIEBE

DAS ÄUSSERE IST EIN SPIEGEL(-BILD) DES INNEREN

„Jeder von euch soll lernen, mit seinem eigenen Körper in heiliger und ehrenhafter Weise umzugehen"
1. Thessalonicher 4,4

Wenn du an Übergewicht leidest, wird diese äußere „Speckhülle" im Großen und Ganzen nur ein Spiegel dessen sein, was IN DIR vorgeht.

DOCH WER BIST DU WIRKLICH?

HAST DU DIR DIESE FRAGE EINMAL SELBST GESTELLT?

HAST DU DIR EINMAL GEDANKEN ÜBER DEINE EIGENE IDENTITÄT GEMACHT?

DEINE HERKUNFT?

DEINE GESCHICHTE?

WENN DU ÜBERGEWICHTIG BIST – HAST DU DIR DIE FRAGE GESTELLT: WIESO?

WENN DU UNZUFRIEDEN MIT DEINEM KÖRPER UND DIR SELBST BIST – HAST DU DICH GEFRAGT, WARUM?

Immerhin kann man Zustände ändern, man kann Situationen und Begebenheiten jederzeit anpacken und in die Richtung lenken, in der man sie gerne hätte. Wenn du dich aber nie bewusst mit den Ursachen deiner Situation auseinandergesetzt hast, wirst du dich bestimmt auch nicht damit befasst haben, wie du denn etwas ändern kannst. Und vor allem: wieso du etwas ändern solltest.

Wenn man sich in einer kläglichen Situation befindet, egal, ob körperlich oder aufgrund der (nicht) zur Verfügung stehenden Mittel, besteht die große Gefahr, dass man nur versucht, sich damit zu arrangieren – sich also mit der Situation aus Bequemlichkeit abzufinden, anstatt sie anzupacken und zu verändern. Immerhin bedeutet dies eine gewisse „Anstrengung" und könnte mit Mühe verbunden sein. Wenn du weißt, dass du abnehmen solltest und eigentlich etwas verändern willst, es aber dennoch nicht angehst, ist es dir noch nicht wichtig genug. Die „Sache" ist es dir sozusagen „nicht wert".

Wie steigert man den Wert, sodass die Antriebslosigkeit überwunden wird und man den Aufwand auf sich nimmt, um etwas zu ändern? Was treibt all die anderen Menschen an und was hält mich zurück? Hast du dich einmal gefragt, wieso du antriebslos bist? Wieso du in diese Leere gefallen bist? Und wer oder was dich antreiben könnte?

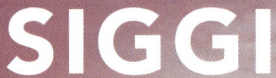

SIGGI

Oft fällt man in eine Abwärtsspirale, gebeutelt von den Umständen, immer tiefer und tiefer. So war es auch bei meinem Freund Siggi, den ich seit einigen Wochen bei seinem Vorhaben unterstütze – Abnehmen. Ich habe Siggi gebeten, seine Geschichte für mich aufzuschreiben, all die Situationen, die zu seinem Übergewicht führten, bis hin zu dem Punkt, an dem ihm klar wurde, dass er etwas ändern muss:

„Lieber Daniel, heute komme ich deinem Wunsch nach und versuche, dir einige Antworten auf gestellte und nicht gestellte Fragen zu geben.

Wie du bereits weißt, liegen die Ursachen meiner ‚Körpererweiterungskarriere' (im Folgenden nur noch KEK genannt) in meiner Psyche. Als 1991 meine Tochter durch ein Defizit in der Sauerstoffversorgung mit körperlicher und geistiger Behinderung auf die Welt kam, brach für mich eine Welt zusammen. Die Vorfreude auf das erste Kind, stolzer Vater, stolze Eltern zu sein, lösten sich in Luft auf.

Es bedeutete eine gravierende Veränderung in meinem Leben zu wissen, dass unser Kind nicht von „allein" aufwächst und die nächsten Schritte nicht von selbst geschehen würden: dass sie heranwächst, sich entwickelt, eine Ausbildung macht, selbständig wird und eine eigene Familie gründet, also ein normales Leben führt. Meine Tochter würde ein Leben lang eine Betreuung brauchen und wenn ich einmal sterbe, kann nicht mehr ich, sondern andere müssen für sie zuständig sein. Angesichts dessen würde ich vielleicht „hilflos" sein und nicht wissen, wie es mit ihr weitergehen wird.

Die vielen Arztbesuche, Operationen, Therapien und sozialen Anträge auf Ämtern, Behörden und bei Kindergärten, sowie Begutachtungen, genetischen Untersuchungen (die allesamt keine Ergebnisse brachten) und vielen Kleinigkeiten mehr, hatten zur Folge, dass ich immer mehr Zeit investieren musste, um das alles zu erledigen, dass ich mein Volleyballtraining aufgab, mir nur noch Sorgen um die Zukunft machte und alles in mich hineinfraß – im wahrsten Sinne des Wortes.

Ich musste nach außen hin stark sein und durfte mir vor meiner Frau nichts anmerken lassen, musste Hoffnung und Zuversicht ausstrahlen – und zerbrach innerlich daran.

Das war der Beginn meiner KEK!

Innerhalb eines Jahres wurde aus einem 75 Kilo schweren Siggi ein 125-Kilo-Siggi. Nach zwei weiteren Jahren (ich hatte mich bereits an die 125 Kilogramm gewöhnt) wurde daraus ein 136-Kilo-Siggi, gefolgt von einem 148-Kilo-Siggi.

Ich flüchtete mich in meine Arbeit und hetzte von Termin zu Termin, nahm mir keine Zeit zum Mittagessen. Leberkäsebrötchen, McDonalds, Kaffee und Kuchen am Morgen rundeten mein äußerst „gesundes Ernährungsprogramm" ab.
1993 kam dann meine 2. Tochter als gesundes Baby zur Welt und die Verantwortung wuchs weiter. Einer, der noch keine Kinder hat kann das nur schwer verstehen, aber man muss mehr Geld verdienen, weil man mehr braucht. Als alleinverdienender, freier Mitarbeiter verdiene ich unregelmäßig, mal mehr und mal weniger. Wie man so schön sagt: zu viel zum Sterben und zu wenig zum Leben. Also wuchsen auch hier meine Sorgen, die Existenzängste und mein Bangen um die Zukunft, so dass ich mich selber noch mehr vernachlässigte, noch weniger auf meine Gesundheit achtete, noch mehr in mich hineinfraß und in der KEK immer höher kletterte. Hin und wieder flammten zarte Gedanken in mir auf:

‚Wie? Soll das jetzt immer so weitergehen?'

Und tatsächlich versuchte ich hin und wieder einmal, etwas tiefer zu steigen in meiner KEK. Als Physiotherapeut wusste ich ja eigentlich, was man machen muss – allerdings hätte ich es halt tun müssen. Ich ging sogar eine Zeit lang in ein Fitnessstudio und trainierte, alles mit dem Ergebnis, mal mehr, mal weniger Kilos zu haben. Letzten Endes waren es aber doch mehr. Ich schaffte es einfach nicht, längere Zeit durchzuhalten und Disziplin zu bewahren.

Im Jahr 1999 fasste ich dann den Plan, endlich konsequent abzunehmen und vom 1.1.1999 bis zum 1.1.2000 – zur Jahrtausendwende – von 148 Kilogramm auf 119 Komma irgendwas, also 28 Kilo abzunehmen. Ich fing an, mehr Gemüse, Obst, Salate und Fisch zu essen, keine Wurst, keine Beilagen wie Nudeln, keine Süßigkeiten, mehr Bewegung, im Sommer öfter ins Freibad, Treppe laufen, statt Aufzug zu benutzen und mich vor allem jeden Samstag nach der Morgentoilette zu wiegen. Das Ergebnis trug ich jedes Mal in einem Diagramm auf Millimeterpapier ein. So war für mich eine optische Kontrolle meines Gewichts möglich.

Es klappte hervorragend!

Ich war durch das Schaubild, wie mein Gewicht von Mal zu Mal weniger wurde, sehr motiviert und nahm durch die Ernährungsumstellung und vermehrte körperliche Bewegung tatsächlich von Januar `99 bis Oktober `99 20 Kilo ab und wog dann 128 Kilogramm. Super! Für das restliche Vierteljahr nur noch 8 Kilo, und es ist vollbracht. ‚Das schaffe ich doch locker!‘

Durch meine Euphorie wurde ich sehr nachlässig. Schnell verfiel ich wieder meinen alten Gewohnheiten – natürlich nur hin und wieder, was ja nicht weiter schlimm gewesen wäre. Ich wog mich nicht mehr regelmäßig und ehe ich mich versah, hatte ich ruckzuck wieder 136 Kilogramm auf der Waage. Schock! Verzweiflung! Selbstaufgabe! ‚Ist doch eh alles scheißegal!!!‘ So viel dazu.

Im Laufe der Jahre nahm ich mal hin und wieder ab und dann mal wieder zu – ständig im Wechsel – allerdings mehr zu, als ab, bis dahin, dass ich seit 2015 von 163 auf 184 Kilo und bis zum Juni 2016 auf meinen heutigen ‚Spitzenwert‘ von 193,4 Kilogramm ‚aufstieg‘! Langsam, schleichend, keiner weiß, warum und weshalb; schließlich habe ich andere Sorgen …

Seit 2015 veränderte sich meine Sicht auf die alltäglichen Dinge und ich lernte die ‚Baptisten‘ kennen – eine Bereicherung in meinem Leben. Durch das Kennenlernen neuer Freunde und Familien, woraus sich eine so schöne Freundschaft entwickelte, sowie eine herzliche Aufnahme in die Gemeinde, kam ich irgendwie raus aus meinem Tretrad, in dem ich bisher gefangen war. Ich ließ mich am 28. Juli 2015 im Bucher Stausee taufen und erlebte dabei eine wirkliche Wiedergeburt meiner Seele und meines Ichs.

Mein Glaube, den ich schon lange nicht mehr lebte, ja, der eigentlich tot und verschollen war, kehrte langsam wieder zurück.

Aber auch in dieser Zeit ging es viel bergauf, bergab, Kurve links, Kurve rechts; niemals gerade und in Wirrungen und Irrungen.

Jetzt erst fangen die Dinge langsam an, sich zu bereinigen – Dinge, die ich nun viel klarer sehe. So langsam kehren – auch durch den wiedergewonnenen Glauben an Jesus Christus und seine Liebe, auch zu mir – mein Selbstwertgefühl und meine Sicherheit wieder zurück, die ich durch meine jahrelangen Selbstvorwürfe und Schuldgefühle wegen der Geburt meiner Tochter verloren hatte.

> *,Wo war Gott denn damals?*
> *Warum hat er so etwas zugelassen?*
> *Warum meine Frau und ich,*
> *wo wir doch keinem Menschen und*
> *keiner Fliege etwas zuleide tun konnten? Warum war ich damals, bei der*
> *Geburt, so passiv und ließ alles über*
> *uns ergehen im Vertrauen darauf, dass*
> *die Hebammen schon wissen,*
> *was sie tun? Ich hätte es*
> *als Physiotherapeut doch besser*
> *wissen müssen – bin ich schuld*
> *an dem Ganzen!?!'*

All diese Fragen hielten mich in mir selbst gefangen, wie ich heute weiß.

Ich vermute mal, dass ich mich vielleicht unbewusst selber dafür bestrafen wollte, dass ich damals so sehr ,versagt' habe!? Ich konnte mir selbst nicht vergeben und ich konnte auch Jesus nicht vergeben!!! Daher war mir mein Körper im Grunde auch komplett egal – andere, und vor allem meine zweite Tochter, waren wichtiger als ich. Das ist an sich ja richtig, nur hatte ich eben all diese Jahre die Balance verloren, zwischen der Verantwortung anderen gegenüber, aber auch der Verantwortung mir selbst gegenüber!

Und da tauchte auf einmal, völlig überraschend, Daniel auf; nicht aus der Löwengrube, sondern wahrscheinlich von zu Hause, und bot mir an, mir bei meiner KEK umgekehrt proportional zu helfen. Einfach so, aus Nächstenliebe?

Das war für mich der Knackpunkt, an dem ich mir sagte: ,Hey, Alter! Das ist jetzt vielleicht deine letzte Chance, mit der Hilfe eines anderen, nicht wieder alleine, etwas Entscheidendes und Wesentliches in meinem Leben zu verändern!' Meine Seele und meine Gedanken – mein Innerstes – waren seit meiner Taufe und der Vergebung durch Jesus Christus verändert und geheilt worden. Ich sagte mir:

> *,Jetzt tue auch noch den*
> *letzten Schritt und erneuere*
> *deinen Körper!'*

Wie der Lateiner sagt: mens sana in corpore sano (ein gesunder Geist in einem gesunden Körper)!

Das Ganze beantwortet hoffentlich die Frage, warum es bei mir so lange gedauert hat, bis ich zu dem Entschluss kam, mein Leben grundlegend zu ändern. Andere Themen waren einfach wichtiger.

- Ich war zu sehr mit meiner Selbstgeißelung beschäftigt.

- Mein Glaube war verloren.

- Der Glaube an andere Menschen war weg.

- Meine Kraft und mein innerer Wille waren mir abhandengekommen.

- Der Blick auf das große Ganze war mir verstellt.

- Vieles wollte ich erzwingen, und ich scheiterte.

HEUTE WEISS ICH:

Jesus lässt mich niemals im Stich, er ist immer bei mir und weiß, was gut für mich ist.
Ich habe keine Schuld.
Ich darf glücklich sein.
Ich habe Geduld. Die Entscheidungen Gottes zeigen sich oft erst später und sind gut.
Ich weiß, dass einer mein Leben führt, dem ich vertrauen darf.
Alles hat seinen Zweck und alles wird gut.
Ich kann IHM meine Sorgen und Ängste übergeben, er entsorgt sie für mich.
Ich darf loslassen und falle doch nicht, denn ER hält mich.

> *Habe Vertrauen in den Vater,*
> *den Sohn und den Heiligen Geist,*
> *und alles wird gut.*

Somit habe ich erkannt und glaube nun fest daran, dass jetzt, seit ich meinen Glauben und somit mich selbst wiedergefunden habe, ich auch mein Äußeres verändern kann. Mit Hilfe eines anderen, den Gott für mich geschickt hat. Und das wird er auch für DICH tun!"

SIGGIS BOTSCHAFT

Siggi war, wie die meisten Anderen, auch antriebslos – kraftlos. Der Versuch abzunehmen ist jedes Mal aufs Neue gescheitert. Die geistige Blockade, die Schuldgefühle waren stärker als der Wille und der Wunsch nach Veränderung. Die zwei wichtigsten Punkte, die du aus Siggis Bericht mitnehmen kannst und sollst, ist zum einen die Tatsache, dass du dich zu allererst um deine Seele und um dein Herz kümmern musst. Solange du dich nicht mit der Ursache deiner Situation auseinandersetzt und sie bereinigst, wird jeder Versuch, jeder Schritt und jedes Handeln langfristig ohne Erfolg sein. Dein Äußeres, dein Handeln und dein Charakter, sind letzten Endes immer nur ein Spiegelbild dessen, wie es innen in dir aussieht. Egal, wie sehr diese Tatsache kleingemacht wird und egal, wie wenig ernst man sie nimmt ... sie wird immer wieder auf einen zurückkommen.

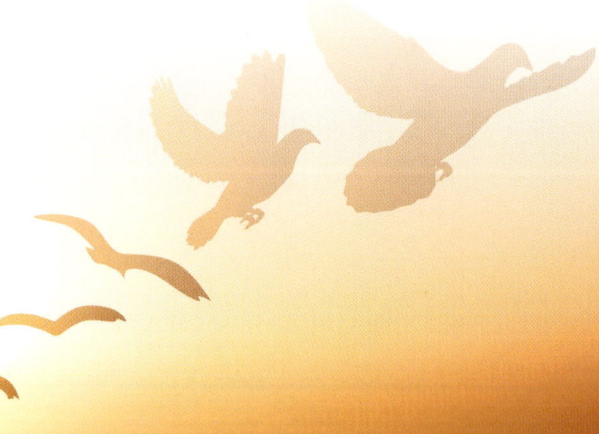

SELBSTÜBERREDUNG

Wer in einer Suchmaschine im Internet zum Beispiel „Wie werde ich schlank?" eingibt, wird unter anderem auf diverse Videos treffen, welche verschiedenste Affirmationen beinhalten. Affirmationen sind zu Deutsch: „Zustimmungen oder auch positive Wertungen". In diesen Videos gibt es nun einen Sprecher oder eine Sprecherin, welche dem Zuhörer, der die Augen geschlossen halten soll, positive Eigenschaften zuspricht – Wunscheigenschaften, wie „du bist schön, du bist schlank" oder „du siehst gut aus". Das mehrtägige Anhören solcher Affirmationen soll bewirken, dass man diesen Worten Glauben schenkt. Man soll sich innerlich schön, schlank und gutaussehend fühlen.

Doch nun kommt der Haken bei der Sache: Selbst wenn ich mir lange genug einrede und einreden lasse, dass ich wunderbar, schlank und toll bin und es letzten Endes sogar glaube, selbst wenn ich dadurch den Draht zum Abnehmen gefunden habe … der Ursprung des ganzen Übels ist dadurch nicht behoben. Und der Rückfall ist nahe. Ob sich dieser Rückfall wieder im Übergewicht oder vielleicht sogar in anderen Extremen, wie der Magersucht, zeigt, bleibt dabei die einzige noch offene Frage. Man kann sich, wie in diesem Fall, alles „schönreden" – aber in erster Linie muss man wissen, wer oder was macht einen „schön", um „schön" zu sein – sowohl von innen, als auch von außen.

Der andere Punkt ist die Tatsache, dass der Mensch ständig versucht, alles alleine hinzubekommen. Die Individualisierung ist heutzutage schon so weit, dass man gar keine Hilfe mehr annehmen kann oder vielleicht auch gar keine mehr bekommt, wenn man danach sucht.

Allerdings sind wir Menschen nicht dafür gemacht, allein zu sein und alles allein zu schaffen. Wir brauchen andere, wir brauchen Gemeinschaft. Wir brauchen Ermutigung, gerade dann, wenn wir einen neuen Tiefpunkt erreicht haben und nicht mehr wissen, wie es weitergehen soll. Es ist immer gut, jemand zu haben, der einen bei seinem Vorhaben unterstützt – jemand der dir Mut macht! Schwierigkeiten und harte Situationen passieren im Leben nicht nur, damit man selbst stärker aus einer Situation hervorgeht. Vielmehr sollte man mit dem Erlebten hinausgehen und anderen Menschen damit Mut machen.

EINSAMKEIT

Genauso wie Siggi, sind die meisten Übergewichtigen nicht erst seit einer Woche übergewichtig. Vielleicht schleppst auch du deine überflüssigen Pfunde Jahre und Jahrzehnte mit dir herum. Kann man mit so viel überschüssigem Gewicht wirklich „leben"? Wohl kaum, ohne eingeschränkt zu sein.

> *Die Lebensqualität leidet Tag für Tag.*

Egal ob Treppensteigen oder Schneeschippen – jede körperliche Aktivität wird zur Last und Qual.

Doch noch heftiger als der physische Aspekt ist die Last, von der Siggi berichtet hat – welche die Seele zu tragen hat. Viele isolieren sich von der Außenwelt und ziehen sich mehr und mehr zurück; sie kriechen in ihr eigenes, kleines Schneckenhaus und vereinsamen mit jedem Tag mehr.

Als Hauptursache von Übergewicht, war die Rede von emotionalem Essen. Es wird aus verschiedenen Gründen in sich hineingestopft – ein Punkt war: Einsamkeit. Wer einsam ist, dem fehlt die Gemeinschaft. Gemeinschaft bedeutet, einander tragen, dienen, vergeben, annehmen, ermuntern … Das sind alles Punkte, die so wichtig sind wie die Luft zum Atmen. Ist man nun einsam, weil man übergewichtig ist, oder ist man übergewichtig, weil man einsam ist? Wie gerät man also in diese Einsamkeit?

Zunächst ist es sowieso kein Wunder, dass die Menschheit zunehmend vereinsamt. Durch soziale Medien, Handys und Email wird der zwischenmenschliche Kontakt mehr denn je vernachlässigt. Wahrscheinlich mit einer der Hauptgründe, wieso es in unserer Gesellschaft immer weniger Gemeinschaft und gesundes Miteinander gibt.

Außerdem wird einem heutzutage noch eher ein Bein gestellt, als dass man sich einander Steine aus dem Weg räumt. Wer bereits viel Ablehnung in seinem Leben erfahren hat, wer vielleicht sogar noch gemobbt wurde, ist nicht weit davon entfernt, in die Einsamkeit zu fliehen. Menschen, die enttäuscht wurden, gedemütigt oder sogar geschlagen, fühlen sich oftmals sehr allein, obwohl sie inmitten einer Menschenmenge stehen. Es sind also nicht nur diejenigen einsam, welche wirklich allein sind und niemand haben, sondern schon das Gefühl der Einsamkeit kann die Menschen in die Leere der tatsächlichen Einsamkeit führen. Diese Leere, von der schon öfters die Rede war, ist dann letzten Endes häufig der Knackpunkt. Sie ist oftmals der bekannte Anfang vom Ende.

IDENTITÄT

Die Leere ist schuld daran, dass Menschen übermäßig um Anerkennung ringen. Die Leere ist schuld daran, dass sich Menschen selbst verletzen. Die Leere ist schuld daran, dass Menschen egoistisch und sich immer selbst die Nächsten sind.

Denkst du, dass die Welt so wäre, wie sie ist, wenn die Menschen sich nicht so leer fühlten? In einer Welt, die so gottlos ist, nimmt diese Leere immer mehr zu.

Wer sich selbst liebt und mit sich selbst im Reinen ist, der wird sich nicht vor anderen profilieren müssen. Der wird auch nicht ständig auf der Suche nach Anerkennung sein. Die Meinung anderer wird ihn nicht „ausmachen".

Hier sind wir wieder bei der Identitätsfrage – wer bist du? Bist du das, was du selbst von dir denkst? Und wenn ja, was denkst du von dir? Oder bist du das, was andere von dir sagen – und wenn ja, bleibt die einfache Frage offen: Wieso? Wer kann denn schon wirklich objektiv urteilen, wo die meisten Menschen doch selbst ihre Mankos haben!? Wie kann es denn da sein, dass diese Menschen die Wahrheit über dich sagen – und vor allem:

Was genau ist die Wahrheit über dich?

Die Wahrheit zu deiner Identität liegt nicht in den Worten, die von anderen kommen. Genauso wenig liegt sie in den Worten oder Taten, die von dir selbst kommen – weder die Worte, die deinen Zustand schönreden, noch die, welche dich schlechtmachen und auch nicht die Worte, die dich selbst über andere stellen. Die Wahrheit über dich selbst liegt einzig und allein in deinem Inneren – in deinem Herzen. Um herauszufinden, wer du bist – nicht wer du denkst, dass du bist, sondern wer du wirklich bist – musst du auf dein Herz hören.

In deinem Herzen liegt die Wahrheit – es gibt da jemanden, der genau diese Wahrheit in dich hineingelegt hat.

MOTIVATION

> *„Nicht aber das Beginnen wird belohnt, sondern einzig und allein das Durchhalten."*
> *– Katherina von Siena*

Der Drang nach Veränderung liegt wohl in jedem Menschen, doch an der Umsetzung scheitert es häufig. Bereits in Markus 14,38 heißt es:

> *„Der Geist ist willig, doch die menschliche Natur ist schwach."*

Dieser Vers war zwar nicht wirklich auf eine Veränderung, ein Vorhaben oder gar das Abnehmen selbst bezogen, dennoch ist er in vielen Situationen, gerade wenn es um eine geplante Veränderung geht, wirklich treffend.

Um dem Drang nach Veränderung nachzukommen, spielt in erster Linie der Geist eine Rolle. Die Leute sprechen häufig davon, dass sie motiviert sind, etwas anzupacken, etwas zu verändern. Doch wie lange hält diese Motivation an? Ist sie stark genug, dich auf diesem manchmal mühsam erscheinenden Weg bis hin zum Ziel zu tragen? Oder braucht es mehr als simple Motivation, etwas, das einem die nötige Stärke gibt, bis hin zum „Erfolg" durchzuhalten.

„Jeder Mensch hat eine Schnittmenge mit den Anderen. Egal, wie verschieden die Menschen auch sind, jeder will Erfolg haben, jeder will glücklich sein. Nun stellt sich die Frage, wie man am besten dort hinkommt, wo man gerne sein möchte!? Eine gewisse Unzufriedenheit kommt immer wieder hoch, weil man leider nie gelernt hat, auf das zu schauen, was man hat, beziehungsweise erreicht hat. Lediglich darauf, was man nicht hat oder eben auch nicht erreicht hat. Gemeint sind die Leute, die unzufrieden sind. Diejenigen, die superglücklich sind, sollten Andere inspirieren – wie wird man denn eigentlich glücklich?"

Herzenscoach, Buchautor, Kabarettist und Fernsehmoderator David Kadel arbeitet insbesondere als Motivationscoach für Fußballprofis in der Bundesliga. Gemeinsam mit Jürgen Klopp, Gerald Asamoah, Cacau, David Alaba und vielen mehr drehte er bereits einige Filmprojekte. In seiner Arbeit als Motivationscoach in der Fußballbundesliga trifft er wohl weniger auf das Problem des Übergewichts. Fettleibigkeit ist im Bereich des Profisports natürlich ein Fremdwort. Aber egal, ob nun Fußballprofi oder jemand wie du und ich – wir alle brauchen einen Antrieb. Wir alle brauchen Motivation und Inspiration. Wir brauchen Kraft und Durchhaltevermögen, um das zu erreichen, wonach wir streben, wonach wir uns sehnen – wonach DU dich sehnst!

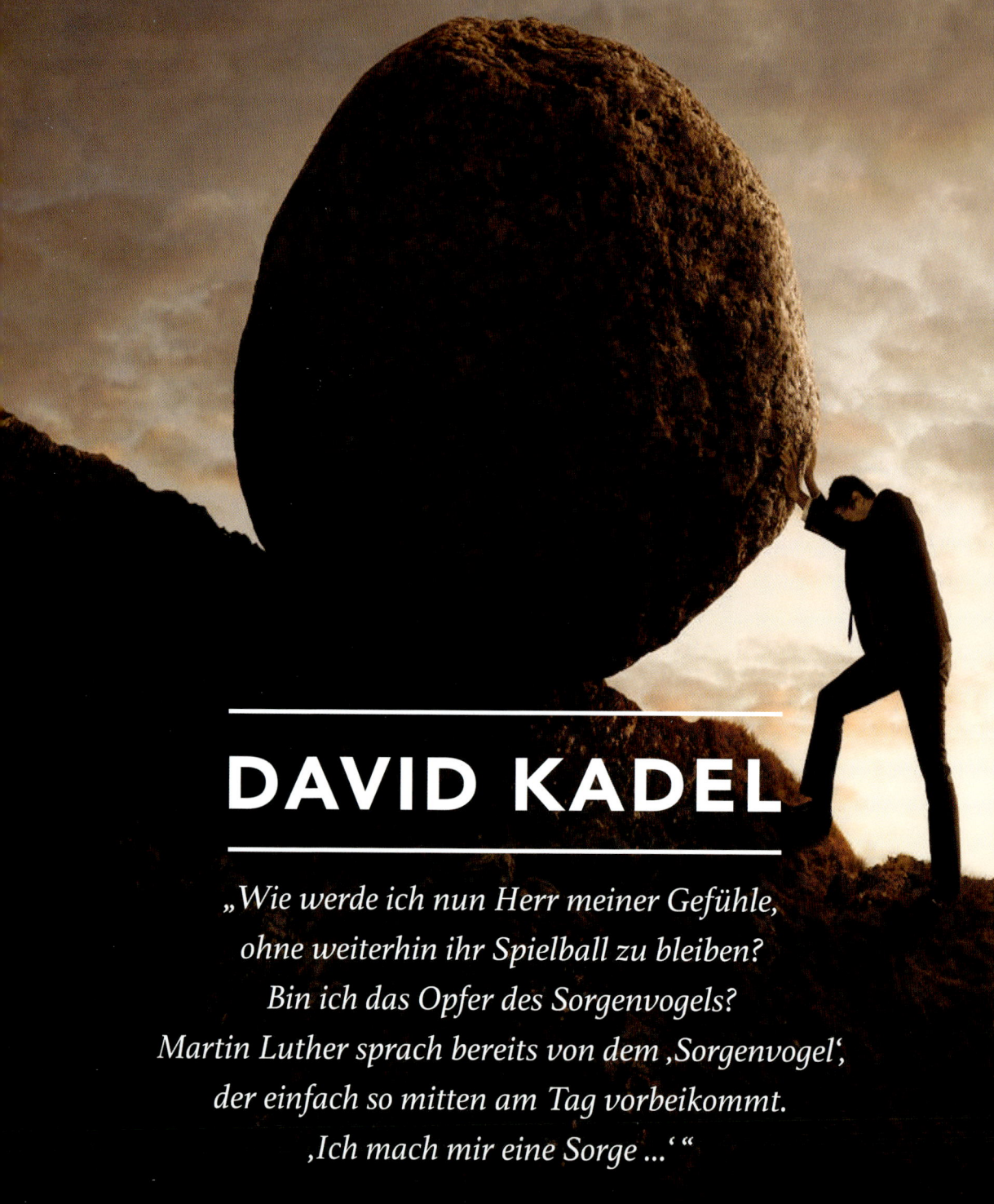

DAVID KADEL

„Wie werde ich nun Herr meiner Gefühle,
ohne weiterhin ihr Spielball zu bleiben?
Bin ich das Opfer des Sorgenvogels?
Martin Luther sprach bereits von dem ‚Sorgenvogel‘,
der einfach so mitten am Tag vorbeikommt.
‚Ich mach mir eine Sorge …‘ “

Denkt man bei einem kleinen Flecken auf der Haut, gleich an Krebs? Bei einer Absage, denkt man daran, ungeliebt zu sein? Wieso ist das so? In unserer Gesellschaft, welche sehr lieblos ist, ist es kein Wunder, dass viele Menschen überfordert sind. Oft ist keiner da, der einen liebt, der einem hilft. In unserer Gesellschaft wird viel mehr entmutigt als ermutigt, viel mehr gemobbt als inspiriert. Man legt lieber den Anderen Steine in den Weg, als sie ihnen aus dem Weg zu räumen.

Jesus sagt in Matthäus 24,12:

> ,Die Liebe wird in vielen Menschen, aufgrund der zunehmenden Ungerechtigkeiten, erkalten.'

In einer Gesellschaft, in der nicht ermutigt und geholfen wird, steht man letzten Endes alleine da, es ist die Rede von Eigenverantwortung. Als Atheist steht man hier leider ziemlich alleine da, weil man keinen Gott hat, der einem hilft, der einem Mut macht, der einem sagt: ,Es wird alles gut, ich bin bei dir. Fürchte dich nicht!' Aber egal, ob nun Atheist oder nicht, bleibt zu sagen:

> In dem Herzen jedes Menschen liegt die Wahrheit – genau das, was du bist.

Jedes Leben, jeder Mensch hat seinen Sinn, ob man seinen Weg nun mit oder ohne Gott geht, er liebt DICH sowieso, er hat dich geschaffen, so wie du bist. Vielleicht gehst du deinen Weg schon 70 Jahre ohne IHN, aber er ist sowieso bei dir, egal ob du es weißt oder nicht. Und genau diese Wahrheit funkt uns unser Herz (daher auch der Name: Herzenscoaching).

Das Problem ist, dass wir nie gelernt haben, auf unser Herz zu hören. Wir hören täglich eine Millionen Dinge: Lärm, Handy, Facebook, Fernsehen (wir Deutschen schauen im Schnitt 4 ½ Stunden täglich). Das Ganze ergibt Ablenkung pur, eine Reizüberflutung! Wir leben in einer Ermüdungsgesellschaft – Gehirnforscher haben herausgefunden, dass unser Gehirn durch die vielen Reize erschöpft ist. Die Folge davon ist, dass wir uns nicht mehr konzentrieren können. Das Gehirn funkt: SOS! Es ist überreizt, wir können uns nicht mehr auf das Wesentliche konzentrieren.

> Was ist eigentlich das Wesentliche in deinem Leben?

Die Grundsatzfrage ist das Verstehen, was dich im Leben stark macht! Wir alle brauchen Kraft für diese Aufgaben und Herausforderungen! Doch was gibt dir Kraft? Wie wirst du zu der besten Version deiner selbst, die stärkste, die selbstbewussteste?

Unter welchen Vorrausetzungen kannst du an einem Montag hinausgehen und sagen: ,Ich bin gut drauf, ich bin souverän! Egal, wer mich beleidigt, egal, wer mich klein halten will – ich habe immer noch ein gutes Wort für Andere übrig?' Wer kann das sagen, anstatt: ,Ich bin dünnhäutig! Ich bin überfordert! Lasst mich am besten alle in Ruhe!?' Realistischer ist, dass man eher der zweiten Version begegnet – gehetzt, gestresst, genervt, Burn-out: ,Ich bin entmutigt, unmotiviert, ich würde am liebsten wieder nach Hause vor die Glotze.'

Wie kommen wir also dazu, Kraft zu finden? Der erste Punkt ist:

INSPIRATION
– ENTFACHE DEIN FEUER

Um sein Ziel umsetzen zu können, spielt die Inspiration zunächst die bedeutendste Rolle. Was genau ist Inspiration?

Das Wort kommt ursprünglich aus dem Lateinischen und bedeutet übersetzt ‚entfachen'. Wie auch ein Feuer, ist es wichtig, das Herz für das, was man tut, was man vorhat, zu entfachen, um so Feuer und Flamme für sein Vorhaben zu sein.

Inspiration kann durch viele Dinge erfolgen. Man kennt das Aha-Erlebnis zum Beispiel von Filmen, Büchern oder auch Vorträgen. Diese Erlebnisse entfachen ein Feuer, eine Begeisterung, etwas anzustreben. Plötzlich ‚brennt' man förmlich dafür. Man kommt zum Beispiel von einem Film oder einem Vortrag nach Hause und hat das Gefühl, das Erlebte war nur für mich! Es werden Stressoren (Stressfaktoren), welche dir Kraft rauben, aus dem Leben rausgeschmissen.

Und so kommen wir wieder zu der Frage:

> *Was gibt mir Kraft, und was kostet mich viel Kraft? Was macht mich schwach – kenne ich meine eigene Schwachstelle?*

Jeder Mensch hat eine Schwachstelle, eine Achillesferse. Doch bin ich mir dessen bewusst, was mich schwächt?

Hier bist du nun in der Eigenverantwortung, in der dir keiner helfen kann. Du musst wissen, was dich stark macht! Egal, ob Lesen, Biografien, Filme, Vorbilder, Vorträge, Seminare oder ganz einfach Stille, in der man lernt auf sein Herz zu hören. Du musst dir bewusst sein, dass all diese Dinge dir Kraft geben können.

Ebenso, wie die bekanntesten Inspirationserlebnisse, welche durch ‚Erlebtes' hervorgerufen werden, kann auch Stille der Schlüssel zur Inspiration sein.

Ein Spaziergang durch den Wald, ein paar Tage in den Bergen (oder wo auch immer man Stille vorfindet), kann tatsächlich das ganze Leben verändern.

Stille ist in der Ausführung ein immer seltenerer Begriff geworden in einer so lauten Welt. Der Alltag steckt voll mit Unruhestiftern. Tag für Tag wird man durch Handy, Fernsehen, Internet und soziale Medien abgelenkt und zugemüllt. Der Blick für das Wesentliche fällt dabei stark in den Hintergrund und ist auf bestem Wege verloren zu gehen. Bei all dieser Reizüberflutung nimmt sich kaum einer mehr eine Auszeit, um sich in der Ruhe selbst zu finden. Dabei kann man sich besonders in der Ruhe einmal bewusstmachen, wer man gerade ist und wer man eigentlich sein möchte:

▶ Wo steckt der Sinn meines Daseins?

▶ Wo möchte ich hin in meinem Leben?

Es wird Zeit, sich eine Auszeit von all dem Lärm zu nehmen und zu lernen, auf das eigene Herz zu hören. Inspiration – Selbstfindung.

Inspiration oder Motivation?

Inspiration geht immer ins Herz, Motivation dagegen geht lediglich in den Kopf. Und weil unser Kopf ohnehin so voll ist, brauchen wir keine Motivation. Unser Herz hingegen ist leer, wir brauchen die Inspiration, um unser Herz und unseren Geist aufzutanken.

Inspiration bewirkt (Selbst-)Erkenntnis

Die Inspiration kommt, und sie führt zu einer Erkenntnis. Denn du ziehst für dich selbst eine Erkenntnis daraus – eine Selbsterkenntnis. Du machst dir selbst bewusst, was dir in deinem Leben guttut und was in dein Herz geht.

Aus der Inspiration heraus erfolgt also eine Erkenntnis. Wer lange keinen Sport mehr gemacht hat, lässt sich gerne von Boxerfilmen wie Rocky inspirieren. Diese Inspiration entfacht das Herz. Und aus dieser Erkenntnis heraus, erfolgt ein Entschluss.

Entschluss heißt: Schluss mit dem Alten

Wer inspiriert wurde und im Begriff ist eine Veränderung zu wagen, hat für sich selbst einen Entschluss getroffen. In dem Begriff ‚Entschluss' steckt das Wort ‚Schluss'. Das heißt, zunächst mit alten Gewohnheiten ‚schlusszumachen'.

Nur wer das Alte hinter sich lässt, kann mit dem Neuen beginnen.

Schlussmachen bedeutet auch, Ablenkungen zu entlarven und sich diese bewusst zu machen. Die alltäglichen Ablenkungen stehen dem eigenen Ziel stets im Wege und lassen den Erfolg nicht zu. Daher ist es umso wichtiger, sein Ziel niemals aus den Augen zu verlieren. Erfolg hängt stets von der Entschlossenheit ab.

Jorge Bucay sagt:

‚Kindern erzählt man Geschichten, damit sie einschlafen! Aber Erwachsenen erzählt man Geschichten, damit sie aufwachen!'

Ich erzähle Menschen Geschichten, die sie aufwecken sollen – Geschichten von der Inspiration. Von Menschen wie Walt Disney und Albert Einstein, bis hin zu Leuten wie Jürgen Klopp – Menschen die gescheitert sind und dennoch aufgestanden sind, um sich neu inspirieren zu lassen. Sie sind also neu ‚on fire', sie haben sich vom Feuer entfachen lassen.

Burn-Out? Kein Problem, zünde einfach erneut die Flammen an! Du musst allerdings etwas dafür tun. Du musst die Inspiration suchen, sie kommt nicht von alleine zu dir! Das Einzige, was von alleine zu dir kommt, sind Rechnungen, der Sorgenvogel und Ablenkungen vom Wesentlichen.

Inspiration ist so etwas wie Gold, Öl und Diamanten – sie ist sehr wertvoll, und du musst sie suchen! Sie liegt nicht einfach so auf dem Boden, um darauf zu warten, dass sie mitgenommen wird – mach dich auf die Suche!

Der Sorgenvogel, von dem Martin Luther sprach, den musst du verscheuchen. Denn dieser Sorgenvogel ist es, der einfach so auf deinem Kopf landen kann. Er landet dort jeden Tag, das nennt man auch ,Anfechtung'.

Jeden Tag landet er auf deinem Kopf und flüstert dir eine Sorge in dein Ohr.

Du kannst nicht verhindern, dass der Sorgenvogel auf deinem Kopf landet. Du kannst allerdings verhindern, dass er dort ein Nest baut.

Dass er dich sozusagen einnimmt, dich einlullt – plötzlich bist du in den Sorgen gefangen. Nun ist es an der Zeit, dem Vogel zu sagen: ,Verschwinde!' Denn ich bin in den Werten, in denen ich ruhe.

Ich ruhe in Dankbarkeit – und selbst das ist ein Prozess, in den du proaktiv hineingehen musst. Du musst verstehen, was dein Denken stark macht. Das ist ein Prozess, wie an den Kühlschrank gehen – sonst wirst du nicht satt.

Setz dich hin und mach dir Gedanken darüber, was dich dankbar macht – schreib es auf! Mach dir deine Demut bewusst. Selbst wenn dich jemand beleidigt – du musst ihn nicht beleidigen. Wenn eine Rechnung kommt – du musst dich nicht darüber aufregen. Keiner zwingt dich dazu! Du kannst selbst denken! Du kannst auch einfach sagen: ,Gott sorgt für mich! Er ist stark! Er wird sich darum kümmern, wenn genau dieser Vogel kommt!' Wer das sagen kann, der kann auch ein Vorbild für die Anderen sein.

Abraham Lincoln sagt:

> *,Denken Sie daran, dass Ihr Erfolg in erster Linie von Ihrer Entschlossenheit abhängt!'*

Doch wie entschlossen bist du, dein Ziel zu erreichen? Wie entschlossen bist du, 20, 30 oder sogar 100 Kilo abzunehmen? Bist du entschlossen, deine Ernährung gesund umzustellen? Bist du bereit, zwei- oder dreimal pro Woche Sport zu machen? Wie entschlossen bist du, etwas aus deinen Umständen zu machen?

> *Die Entschlossenheit ist es, die den Erfolg macht.*

Wenn du auf einer Skala von 0 bis 10 nur zu 3,4 entschlossen bist, dann wirst du keinen Erfolg haben – du wirst im Mittelmaß landen und deine Sehnsucht vergessen! Wenn du aber sagst, dass du total (100%) entschlossen bist, dann musst du auch bereit sein, für deine Ziele Opfer zu bringen.

> *Schmeiß die Dinge, die dich zurückhalten, raus aus deinem Leben. Mach dich ,schlanker'.*

Konzentrier dich auf das Wesentliche: Was macht dich stark? Was brauchst du, um Erfolg zu haben?

▶ Wessen bedarf es, dass du selbstbewusst und stark auf dein Ziel zugehst?

▶ Wenn es nun dieses oder jenes bedarf, dann mach es, sei entschlossen! Du bist entschlossen? Tu es!

DIE ENTSCHLOSSENHEIT IST ES,
DIE DEN ERFOLG MACHT.

Aus genau dieser Entschlossenheit erfolgt die Tat. Schreib es dir auf ein Blatt Papier: ‚Heute, am 01.01.2017 beginne ich damit abzunehmen.' Unterschreibe es, gib deinem Vorhaben eine Gültigkeit.

> ## Geh entschlossen auf dein Ziel zu.

Aus der Tat heraus entsteht eine Gewohnheit. Und nach Tagen und Wochen entsteht aus dieser Gewohnheit ein Charakter. Aristoteles sagt:

> ## ‚Wir sind das, was wir immer wieder tun.'

Wenn du immer wieder andere Menschen ermutigst, dann wirst du zwangsläufig ein Ermutiger. Wenn du aber immer wieder jammerst, wirst du recht schnell ein Jammerlappen.
Wir sind das, was wir immer wieder tun! Das Schöne ist, wir können noch heute damit anfangen, etwas Neues zu werden.

> ## ‚Become the person you want to meet' – werde die Person, die du gerne kennenlernen würdest.

Sei doch einfach selbst diese Person. Sei doch selbst Vorbild!" Soweit David Kadel.
Und genau so sollte dein Weg aussehen. Suche zunächst nach Inspiration – finde sie! Gibt es etwas Bestimmtes, das dich schon einmal ermutigt hat – etwas, das dich vielleicht veranlasst hat, eine Veränderung zu wagen?!

Geh in den Wald, lauf durch den Park – nimm dir Zeit für dich selbst und nimm dir Zeit für die Ruhe. Versuche darauf zu hören, was dir dein Innerstes sagt. Finde heraus, wer du sein willst und wer du eigentlich sein solltest.

Eine gewisse Ehrlichkeit sich selbst gegenüber gehört auch dazu, um den Stand der Dinge richtig zu erfassen. Man soll sich selbst nicht schlechter machen, als man ist, aber genauso wenig sollte man seine Situation schönreden. Analysiere deinen aktuellen Standpunkt und mach dir klar, ob du dort bist, wo du sein möchtest – und wenn nicht, wage den psychischen Schritt in Richtung der Person, die du sein möchtest. Entschließe dich fest dazu, etwas anzupacken.

Wenn du inspiriert bist und den Entschluss getroffen hast, etwas zu verändern, dann warte nicht, bis sich zufällig mal eine Gelegenheit dazu ergibt – suche die Gelegenheit, wenn nötig, dann schaffe die Gelegenheit selbst. Mach es, wie David gesagt hat:

Schreib dir dein Ziel auf ein Blatt Papier und besiegle es, mach deinen Entschluss gültig, denn Erfolg hängt von der Entschlossenheit ab.

Erinnere dich Tag für Tag erneut an die Person, zu der du dich selbst machen möchtest und die du schon immer sein wolltest – von der du in deinem tiefsten Herzen weißt, dass du sie in Wirklichkeit bist.

Am Ball bleiben ist hier sehr wichtig. Aus einem Gedanken wird eine Tat, und aus dieser Tat wird eine Gewohnheit, welche letzten Endes deinen Charakter formt. Genauso folgt aus der Faulheit heraus das „Nichtstun", welches ebenso eine Gewohnheit werden kann, die sich letzten Endes allerdings negativ auf deinen Charakter auswirkt.

Am Ball bleiben heißt hier ebenso, sich vor den Gefahren des Alltags zu schützen. Finde an deiner Inspiration Halt, und wenn nötig, suche die Inspiration von Tag zu Tag erneut. Denke immer daran, dass sich als allererstes nicht dein Umfeld, deine Umstände und schon gar nicht das Essen oder eben andere Lasten ändern müssen. In erster Linie musst DU dich ändern. Also werde zu der Person, die du tief in dir eigentlich schon dein Leben lang warst und nur nie zugelassen hast, dass sie hervorkommt.

> *„Was ich dir jetzt rate, ist wichtiger als alles andere: Achte auf deine Gedanken und Gefühle, denn sie beeinflussen dein ganzes Leben! Verbreite keine Lügen, vermeide jede Art von Falschheit! Verliere nie dein Ziel aus den Augen, sondern geh geradlinig darauf zu. Überleg sorgfältig, was du tun willst, und dann lass dich davon nicht mehr abbringen! Schau weder nach rechts, noch nach links, damit du nicht auf Abwege gerätst."*
> – *Sprüche 4,24-27 (HFA)*

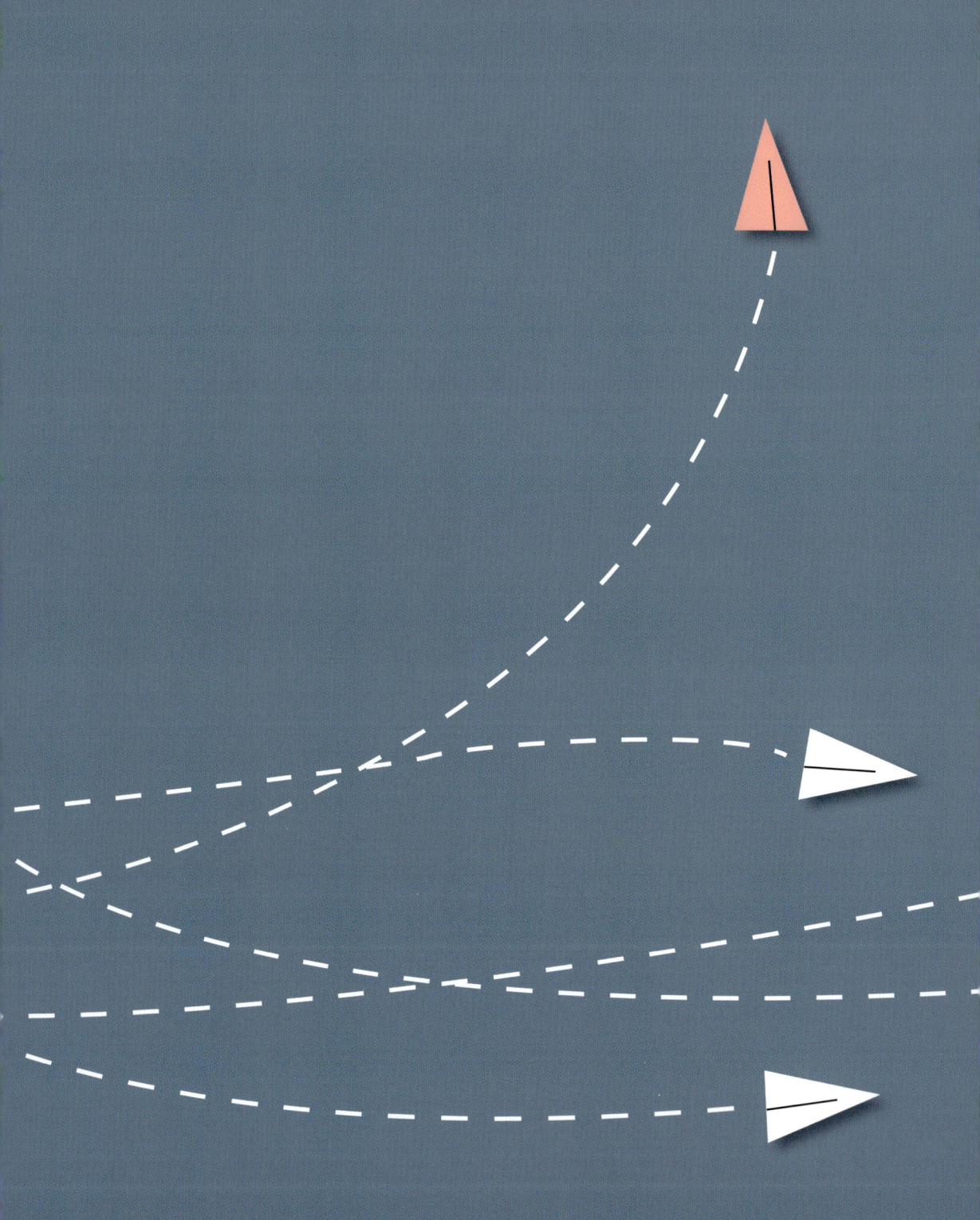

GAS GEBEN

Du bist inspiriert, du bist entschlossen und du bist gewillt,
deinen Entschluss in die Tat umzusetzen.
Du weißt nun genau, in welche Richtung es geht.
Dein Ziel ist definiert. Und nun?

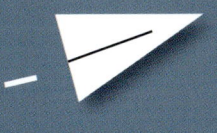

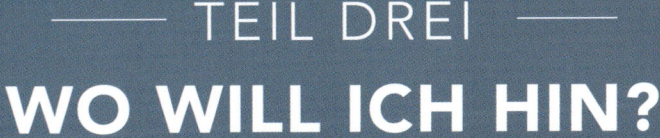

TEIL DREI

WO WILL ICH HIN?

Wenn du dich entschieden hast, deinen Lebensstil umzukrempeln und deinem Körper einen schmaleren Umfang zu verpassen, ist es an der Zeit, dein Vorhaben in einem Plan festzuhalten. Für dieses Vorhaben bedarf es ja schließlich einer Herangehensweise.

WIE WIRD ABGENOMMEN? BESSER, WIE WIRD ERFOLGREICH ABGENOMMEN?

Das Problem heutzutage ist, dass es unzählige Meinungen zum Thema Abnehmen, genauso zum Thema Fitness und Ernährung gibt. Jeder weiß, wie es geht, und ebenso weiß es jeder besser als der andere. Durch den derzeit existierenden Fitnesswahn, der die Gesellschaft durchzieht, versuchen Viele, ein Stück vom Kuchen abzubekommen, indem sie ein Sechs-Wochen-Fitnessprogramm entwickeln, durch das der Endverbraucher innerhalb kürzester Zeit seinen Traumkörper erreichen soll. Viele Fitness-, Ernährungs- oder Abnehmprogramme – ob nun sinnvoll oder völlige Geldverschwendung – beinhalten jeweils ein anderes Erfolgsrezept.

Wer im Internet oder in Büchern etwas zum Thema Abnehmen recherchieren möchte, wird sofort mit „der Lösung schlechthin" konfrontiert – allerdings gibt es diese Lösung in unzähligen, verschiedenen Versionen. Eine Menge Antworten auf – im Grunde genommen – nur eine einzige Frage: Wie kann ich am besten abnehmen?

Das Problem ist, denke ich, herauszufinden, was für einen selbst die beste Herangehensweise ist. Es ist sehr schwer, bei einer so großen Vielzahl von Ernährungs-

strategien und Fitnessthesen seinen eigenen Weg zu finden.
Ich selbst habe das Rad ebenfalls nicht neu erfunden. Im Gegenteil – jetzt kommt für dich vielleicht der Punkt der Enttäuschung: Selbst, wenn ich es gerne behaupten würde, auch ich hab nicht den Plan und nicht die Herangehensweise entwickelt, mit der jeder Mensch, egal welchen körperlichen Ausmaßes, sein Wunschgewicht mühelos und in kürzester Zeit erreichen kann.

ICH MACH DICH NICHT SEXY UND ICH MACH DICH AUCH NICHT KRASS. UND MAL GANZ NEBENBEI: DAS WÜRDE DIR AUCH NICHTS NÜTZEN.

Was ich letztendlich möchte, ist, dir zu helfen und dein Herz dazu zu bewegen, selbst deinen Weg zu finden und die Dinge anzupacken.
Wir haben zwar unzählige Möglichkeiten, Gewicht zu verlieren, doch welche effektiv sind und auch langzeitig einen Wert haben, steht bis jetzt noch nicht fest. Letzen Endes kann ich für mich selbst erst sagen, ob ich eine Abnehm-Methode für gut empfinde oder nicht, wenn ich es selber ausprobiert und meine eigenen Erfahrungen gemacht habe. Erst dann kann ich zu hundert Prozent sagen, ob ich zum einen mit der Variante klarkomme und zum anderen, ob sie überhaupt funktioniert und ich somit Erfolge damit aufweisen kann.

Das Selbstexperiment erfordert allerdings viel Zeit. Besonders dann, wenn nicht der erste Weg der richtige zu sein scheint. Viele Wege führen zum Ziel, wenn nicht sogar alle; die Frage ist nur, wie schnell man ans Ziel kommen möchte. Und was wichtiger ist: wie lange man dortbleiben möchte.

Ich denke, dass es aber gar nicht darauf ankommt, die neueste Diät und die besten Ernährungsstrategien nachzuahmen, um ans Ziel zu gelangen. Ich glaube eher, dass bei dem Ganzen der Kopf und das Herz eine viel größere Rolle spielen, als der Körper selbst.

IMMERHIN IST ES NICHT SCHWER ZU SAGEN, DASS MAN ABNEHMEN, SICH BESSER ERNÄHREN UND EINEN SCHRITT ZU EINEM NEUEN ICH WAGEN MÖCHTE.

Die Umsetzung ist jedoch der Knackpunkt und auch der Punkt, an dem der Wunsch entweder nur ein Wunsch bleibt oder Realität wird.

Wenn du deinen Plan nicht umsetzt, fängt nicht dein Körper an zu streiken und zu klagen – dieser kennt seinen Zustand bereits und hat sich wohl oder übel damit abgefunden – nein, dein Herz wird Schaden davontragen. Und zwar deshalb, weil du dir in deinem Herzen ein Versprechen gibst.

UND WENN DU DENNOCH NICHTS VERÄNDERST, DANN IST DAS FÜR DEIN HERZ UND FÜR DEINE SEELE WIE EIN GEBROCHENES VERSPRECHEN – EIN VERSPRECHEN VON SEHR HOHEM WERT.

Enttäuschung und Frustration sind die Folge. Wir wollen über diesen Punkt der Enttäuschung hinauskommen. Ich möchte dir hier eine Schritt-für-Schritt-Anleitung aufzeigen, die dir trotzdem viel Raum für die Freiheit ermöglicht, deine eigenen, individuellen Kenntnisse und auch Bedürfnisse miteinzubringen.

Bestimmt hast du schon mindestens einmal dein Vorhaben abzunehmen angepackt und umgesetzt. Und bestimmt hast du auch Erfolge erzielt oder zumindest ein paar Kilo runtergebracht. An der richtigen Strategie kann es also nicht liegen. (Falls du doch noch keine gefunden hast, kannst du auch hierbei Inspiration und Leitung finden. Wenn du aufmerksam bist, wirst du auf einmal Ideen empfangen oder mit Menschen zusammengeführt, die dir helfen können.)

Wenn du bereits einen Versuch gewagt hast, weißt du vermutlich genau, worauf dein Körper angesprungen ist und womit du Erfolg hattest – diese Dinge sollst du nicht vergessen, sondern sie hier mit einbringen. Vergiss hierbei aber nicht, dass es mindestens dein zweiter Anlauf ist. Das bedeutet zwangsläufig, dass du mindestens einmal gescheitert bist – behalte den Grund des Scheiterns immer im Hinterkopf, um nicht erneut an diesem Punkt zu stolpern.

Der Drang, etwas zu verändern, liegt einfach im Menschen. Viele wünschen sich, anders zu sein – ob nun schlanker, gutaussehender, witziger, erfolgreicher oder einfach nur selbstbewusster.

In diesem Buch sprechen wir gezielt über Übergewicht, also den Wunsch abzunehmen. Ein paar Pfunde hin oder her spielen hier zunächst keine Rolle. Es geht auch nicht zwangsläufig darum, dass die Leser mit dem Beenden der letzten Seite einen stählernen Adonis-Körper haben. Es ist viel wichtiger, den Zustand zu erreichen, an dem man mit sich selbst zufrieden ist und sich vor allem selbst so annehmen kann, wie man ist.

Ein Mensch, der sich selbst liebt und sich wichtig ist, verspürt auch das Bedürfnis, seinem Körper etwas Gutes zu tun, und will sich in seiner eigenen Haut wohlfühlen.

Die Aussage „wohl fühlen" spielt hier wohl die bedeutendste Rolle. Wer sich mit großem Übergewicht rumplagt, kann sich mehr oder weniger guten Gewissens einreden, mit den Ausmaßen seines körperlichen Volumens zufrieden zu sein. Ich bin allerdings davon überzeugt, dass dies nicht mehr als eine Selbsttäuschung ist. Trotz des Aspekts, dass sich so ziemlich jeder Übergewichtige seines Problems bewusst ist, wird häufig mit Ausreden um sich geschmissen.

Klar! Etwas zu verändern, heißt, dass man etwas tun muss, und das fordert uns heraus.

Nicht wenige tragen T-Shirts spazieren, auf denen Sprüche stehen, wie: „Prinzessin Pummelfee" oder „Besser fett als hässlich". Was soll man dazu sagen? Ich bin mir ziemlich sicher, dass ein humorvoller Umgang leichter ist, als sich mit dem eigentlichen Problem und der Ursache auseinanderzusetzen. Aber im Prinzip ist das auch nur ein Weg, um das Problem zu ignorieren, zu kaschieren und schönzureden. Ich glaube, ein mutiger Schritt ist, sich doch einmal mit der Sache auseinanderzusetzen.

Stellt man sich sein Leben als eine Art Zeitstrahl mit zwei parallel verlaufenden Linien vor, auf dem die eine Linie die Lebenszeit und die andere die Zeit mit Übergewicht darstellt: Sind beide Linien gleichlang?

Fangen beide am selben Punkt an? Oder beginnt die „Übergewichts-Linie" erst ab einem bestimmten Punkt?

Hier kann man nun sehen, ob man schon dick zur Welt kam oder etwa seine schlanke Hülle beispielsweise im Alter von 14 Jahren abgelegt hat. Es ist wichtig zu erkennen, wie lange man sich bereits mit Übergewicht herumschlägt. Wie bereits erwähnt, gibt es auch die Sorte Mensch, welche dick auf die Welt kommt und durch zu viel Essen auch so bleibt. Wenn aber nicht, wann kam es dazu und, was viel wichtiger ist, wie kam es dazu?

Das Analysieren des „Problems" beziehungsweise der Ursache des Übergewichts ist möglicherweise der wichtigste Punkt bei dieser lebensverändernden Maßnahme – dem Abnehmen.

Ein Neuanfang verlangt, dass das Alte, das Erlebte oder eben das Geschehene, abgelegt werden muss, das heißt, es nicht unter den Teppich zu kehren, sondern es bewusst aufzuarbeiten.

Du solltest dich den Problemen und Geschehnissen, die möglicherweise an deiner Situation mit schuld sind, bewusst stellen und sie ins Reine bringen.

Es hilft nicht besonders viel, wenn man sich einredet, die Probleme ignorieren zu können oder gar zu vergessen. (Wenn „vergessen" wirklich so gut funktionieren würde, wieso kannst du dich dann noch daran erinnern?)

Um etwas Altes abzulegen, muss man dieses erst einmal definieren können. Jetzt kommt die Problemanalyse ins Spiel. Das eben erwähnte Beispiel mit dem Zeitstrahl soll dir deutlich machen, WANN die McDonalds-Besuche und das Futter-Horten begonnen haben. Entscheidend ist nun aber das WAS.

Welches Ereignis hat dich zum unkontrollierten Essen oder zum Mangel an Bewegung gebracht?

Die Bandbreite von Gründen kann riesengroß sein – nahezu unendlich lang. Häufig findet sich die Ursache jedoch in schlechten Gewohnheiten, die durch Faulheit und Bequemlichkeit im Alltag entstehen.

▶ **NUTZT DU DEN AUFZUG, STATT EINER TREPPE?**

▶ **FÄHRST DU SELBST KÜRZESTE STRECKEN MIT DEM AUTO, STATT ZU FUSS ZU GEHEN ODER MIT DEM FAHRRAD ZU FAHREN?**

▶ **BESTELLST DU DIR LIEBER EINE PIZZA, STATT DICH IN DIE KÜCHE ZU STELLEN, UM SELBST ZU KOCHEN?**

▶ **VERBRINGST DU DEINE ZEIT LIEBER VOR DEM COMPUTER, STATT DICH DRAUSSEN AUFZUHALTEN?**

▶ **SCHAUST DU LIEBER FERNSEHEN, STATT SPORT ZU MACHEN ODER DICH ZU BEWEGEN?**

In der Summe sind nämlich genau diese Gewohnheiten ein Grund für Übergewicht. Es sind nicht die Übergewichtigen Menschen, die lustlos, faul, antriebslos und voller schlechter Gewohnheiten sind. Viele Menschen sind das; häufig endet ein solches Verhalten jedoch im Übergewicht – klingt logisch. Ob sich diese Gewohnheiten nun als Übergewicht niederschlagen oder nicht, sei mal dahingestellt. Die Frage ist doch viel mehr, woher ein so hohes Maß an schlechten Gewohnheiten kommt.

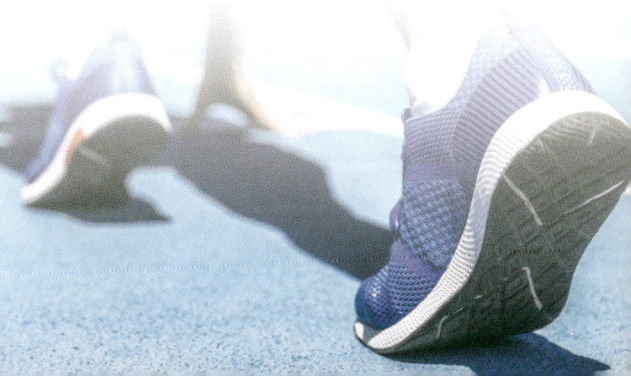

*Wieso sind viele Menschen faul,
antriebslos, müde und unmotiviert?*

Zu den Ursachen wie Faulheit, Bequemlichkeit, Lustlosigkeit oder den eben genannten Gewohnheitsproblematiken, gibt
es noch einen viel gravierenderen Punkt
– die Psyche. Die Gedanken in den Köpfen
vieler Menschen spielen ein böses Spiel.
Schuldgefühle, Minderwertigkeitskomple-
xe, Hilflosigkeit und diverse greifbare oder
auch diffuse Ängste sind häufig Gründe,
wieso bei Menschen eine gewisse Leere
entstehen kann. Genau diese Art der Leere
ist es, die manche in die Maßlosigkeit treibt
und sie dazu veranlasst, in einen ewigen
Kampf einzutreten, um Lob und Anerkennung, in Form von Leistung, Materialismus
und Erfolgen.

Es gibt selbstverständlich viele Wege, diese
Leere aufzufüllen. Neben denen, die ihren
Mangel mit Leistung oder Materialismus
kompensieren, gibt es noch die anderen,
die den daraus resultierenden Frust in sich
hineinfressen.

*„Essen macht glücklich" – auf diesen Spruch
berufen sich einige Glücksuchende.*

Für einen kurzen Moment werden die negativ belasteten Gedanken und Gefühle
unterdrückt.

Um diese kurzen Momente zu verlängern,
kennt der Essenskonsum nach oben keine
Grenzen mehr.

*Man „frisst" die Sorgen
sozusagen in sich hinein.*

Im Grunde ist dies nichts anderes, als bei
einem Drogenabhängigen. Diese Leere ist
also mit einer Sucht zu füllen – der Ess-
sucht. Ob Drogen oder nicht, wer süchtig
ist, der ist abhängig. Wer wiederum abhängig ist, der kann nicht frei sein. Ein ewiger
Kreis, der langsam ins Verderben führt und
dich deiner Freiheit beraubt. Zudem sind
es lediglich Wohlfühlhormone, die der
Körper beim Essen (insbesondere zucker-
haltiger Lebensmittel) ausschüttet.

Was wir allerdings suchen, ist keine kurzzeitige Befriedigung, die uns das Essen für
ein paar kurzweilige Momente beschert,
wir wollen uns wirklich und wahrhaftig
langfristig „wohl fühlen".
Das erste Bibelzitat in diesem Buch lautete:

*„Hütet euch, dass eure Herzen nicht
beschwert werden mit Fressen und Saufen ..."*

An dieser Stelle wird es interessant, denn
der Bibelvers geht noch weiter:

*„... und mit Sorgen der Nahrung und
komme dieser Tag schnell über euch ..."*
Lukas 21,34 (L)

Viele unserer gesellschaftlichen Krankheiten sind Folgen von falscher Ernährung
und Stress. Stress begünstigt durch Stoff-
wechselveränderungen den Fettaufbau
und somit Übergewicht. Jesus spricht in
Lukas 21,34 nicht nur vom „Fressen und
Saufen", sondern ebenso von Sorgen.

*Häufig sind schlechte Ernährungsweisen
die Folge von Sorgen.*

Hier findet also eine Art der „Selbsttherapie" statt. Ist es nicht bemerkenswert, dass uns Jesus bereits vor über 2000 Jahren vor einer solchen Selbsttherapie warnt? Ich bin immer wieder begeistert, wie aktuell dieses Buch doch ist.

Wer seine Fettleibigkeit einer psychischen oder seelischen Ursache zu verdanken hat, muss als allererstes an die ausschlaggebende Zeit oder das Geschehen zurückdenken. Eine durch Selbstverschulden zu verantwortende Tat kann natürlich nicht rückgängig gemacht werden. Genauso wenig kann ein Anderer, der an dir schuldig geworden ist, sein Vergehen rückgängig machen.

*Allerdings ist es gerade deshalb besonders
wichtig, dass man das Alte, das Vergangene,
hinter sich lässt, um so den ersten Schritt
in einen Neuanfang zu wagen.*

Hier gilt es, sich selbst oder gegebenenfalls jemand anderem zu vergeben. Es beschwert nur dein Herz, wenn du dir oder jemand anderem ein Leben lang Vorwürfe machst.

Es ist für deine innere Ruhe wichtig, dich von Schuldgefühlen, Hass und auch von Selbstmitleid zu lösen.

Falls du dein Leben lang vor etwas davongelaufen bist, stelle dich der Wahrheit und schließe Frieden mit dem, was war.

Tue das, was dir selbst möglich ist, um mit dem, was in deinem Leben passiert ist, abzuschließen.

Ob gravierend oder nicht, ob eigenverschuldet oder durch die Einflüsse anderer Personen, es gibt unendlich viele Ursachen für die überflüssigen Pfunde. Zu viele, um sie alle beim Namen zu nennen.

*Es ist also oberste Priorität, sich der
eigentlichen Ursache einmal
bewusst zu werden.*

(Auch hierbei findest du in deinem Herzen Inspiration und Leitung.) Die Gefahr ist zu groß, dass sich alte Gefühle und Gewohnheiten nach einiger Zeit wieder einschleichen und den erreichten Erfolg kaputt machen.

Und scheue dich nicht, bei wirklich schwerwiegenden Traumata in deiner Vergangenheit professionelle Hilfe in Anspruch zu nehmen. Oder bei Sachen, mit denen du nicht alleine fertig wirst, eine Vertrauensperson zu Rate zu ziehen.

*Du bist nicht allein. Gott ist da, und er stellt
Menschen an deine Seite. Bitte ihn darum!*

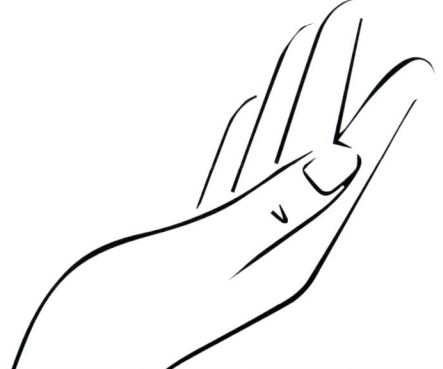

Die für den Anfang wichtigsten Punkte sind bereits erfolgt – sowohl die Einsicht, dass sich etwas ändern muss, als auch das Analysieren der Ursache, um zu erkennen, wie es überhaupt so weit kommen konnte. Du möchtest jetzt loslegen und deine Probleme richtig anpacken? Sehr gut!

Dein erster Schritt ist die Zielsetzung: Du definierst ganz individuell für dich, was du erreichen möchtest.

Dieses Ziel kann ein bestimmtes Gewicht sein, aber auch eine Fähigkeit, wie zum Beispiel wieder in ein altes, geliebtes Kleidungsstück zu passen oder eine sportliche Herausforderung zu meistern. Abgesehen von deinem Gewicht kannst du dir auch mehrere Ziele setzen: Unter Leute kommen, dein Selbstbewusstsein stärken, neue Freunde oder einen Partner finden.

► SETZE DIR EIN GENAUES ZIEL

Wichtig für die Zielsetzung ist, dass sie klar und konkret definiert ist.

Abnehmen wäre ein Ziel. Stärker werden ebenfalls. Schneller werden, besser werden, größer werden ... das sind alles Ziele, allerdings nicht konkret definiert.
Wenn du dich einfach nur darauf konzentrierst, Gewicht zu verlieren, wird dies schnell in die Hose gehen. Der Erfolg bleibt aus. Das bedeutet nicht unbedingt, dass er wirklich ausbleibt; allerdings kommt es einem

schnell so vor, da man zum Beispiel nach zwei Monaten noch nicht schlank ist, sondern nur beispielsweise zehn Kilogramm verloren hat. Doch das Ziel war, schlank zu sein. Wenn man sich in einem solchen Moment auf den Erfolg der verlorenen zehn Kilogramm konzentrieren würde, wäre das super. Schnell sieht man aber nur noch, dass man von dem eigentlichen Ziel noch weit entfernt ist, beziehungsweise nicht schnell genug herankommt.
Um dies zu vermeiden, werden, wie bereits erwähnt, konkrete Ziele gesetzt. Um ein Ziel genau zu definieren, teilen wir dem Begriff „Abnehmen" eine Zahl in Kilogramm zu und im besten Fall noch eine Zeitkomponente in Tagen oder Wochen.

Ein Beispiel hierfür könnte dann lauten: „Du entschließt dich zum Abnehmen! Du nimmst dir vor, innerhalb von acht Wochen 20 Kilogramm zu verlieren." Wenn 20 Kilogramm Gewichtsverlust noch nicht bedeuten, dass du nun schlank bist oder etwa dein Wohlfühlgewicht erreicht hast, wird eine solche Zeitetappe einfach so oft wiederholt, bis dein Wunschgewicht erreicht wird.

Hier sind wir wieder beim Thema „Schritt für Schritt" zum Erfolg.

Wer sich zu viel auf einmal vornimmt, wird das Ziel immer nur am Horizont sehen können und schnell aufgeben, weil der Weg zu weit ist.

► KLEINERE ZIELE FÜHREN LEICHTER ZU DEM ERHOFFTEN ERFOLG.

Erreicht man seine Ziele auf diese Weise, bleiben die Erfolge nicht aus und man gelangt so zu immer mehr Motivation.

Ein zusätzlich wichtiger und positiver Aspekt beim schrittweisen Abnehmen ist, dass man das Abnehmen besser planen und vorbereiten kann. Das mag sich zunächst merkwürdig anhören, wird aber dann einleuchten, wenn man weiß, dass die Gewichtsreduktion nicht kontinuierlich verläuft. Das heißt, dass die Pfunde zu Beginn relativ schnell und auch eher einfacher purzeln. Man darf hier nicht vergessen, dass der Körper am Anfang sehr viel Wasser verliert und nicht nur die Summe des Körperfettgehalts ausschlaggebend für das Körpergewicht ist, sondern neben dem bereits erwähnten Wasser auch Muskulatur, innere Organe, Darminhalt und Knochendichte eine wichtige Rolle spielen.

Nach zwei bis drei Wochen kann es sein, dass das Gewicht stagniert und eine andere Herangehensweise nötig ist. Wer das weiß, kann dies jeweils zu Beginn seiner Abnehm-Etappen berücksichtigen und sich Gedanken machen, wie er diese nun angehen wird.

Genauso verhält es sich bei Zielen, welche mit Leistungs- oder Kraftsteigerung zu tun haben. Will beispielsweise jemand, der noch nie gejoggt ist, einen Marathon mitlaufen, wird er nicht völlig untrainiert und unerfahren rausgehen und sich vornehmen 42 Kilometer zu laufen. Der erste Schritt wird sein, überhaupt erst einmal 5 Kilometer zu absolvieren. Ist dies geschafft, ist das nächste Ziel 10 Kilometer, dann 20, später 30 und irgendwann einmal 40 Kilometer. Er wird sich aber bei jeder einzelnen Distanzsteigerung schon vorab Gedanken machen, wie er den nächsten Schritt angeht. Jetzt wird klar, wieso das Definieren des Ziels, beziehungsweise die Schritte bis zum Ziel hier besonders wichtig sind.

WER ZU VIEL WILL, FÄLLT SCHNELL GANZ TIEF

Genauso wichtig ist, dass man sich realistische Ziele setzt, die man wirklich erreichen kann. Wenn sich beispielsweise jemand vornimmt abzunehmen und dies mit der Schritt-für-Schritt-Variante, ist das löblich, da er sein Ziel nun strukturiert und durchdacht erreichen kann. Setzt er sich aber Ziele von wöchentlich 20 Kilogramm Körpergewichtreduktion, verliert das Ganze wieder an Sinn.

Man muss sich bewusstmachen, was man sich selbst und seiner Situation abverlangen kann und welche Resultate daraus gezogen werden können. Ein Mann mit 180 Kilogramm Körpergewicht kann sich problemlos zunächst hohe gewichtsreduzierende Ziele innerhalb kürzester Zeit stecken. Für ihn ist es im Gegensatz zu einem 100 Kilogramm schweren Mann natürlich realistischer innerhalb eines Monats 20 Kilo zu verlieren.

Wer die Ziele unerreichbar hoch setzt, wird schnell merken, dass sein Vorhaben nicht umsetzbar ist und im schlimmsten Fall aus Enttäuschung das Handtuch werfen.

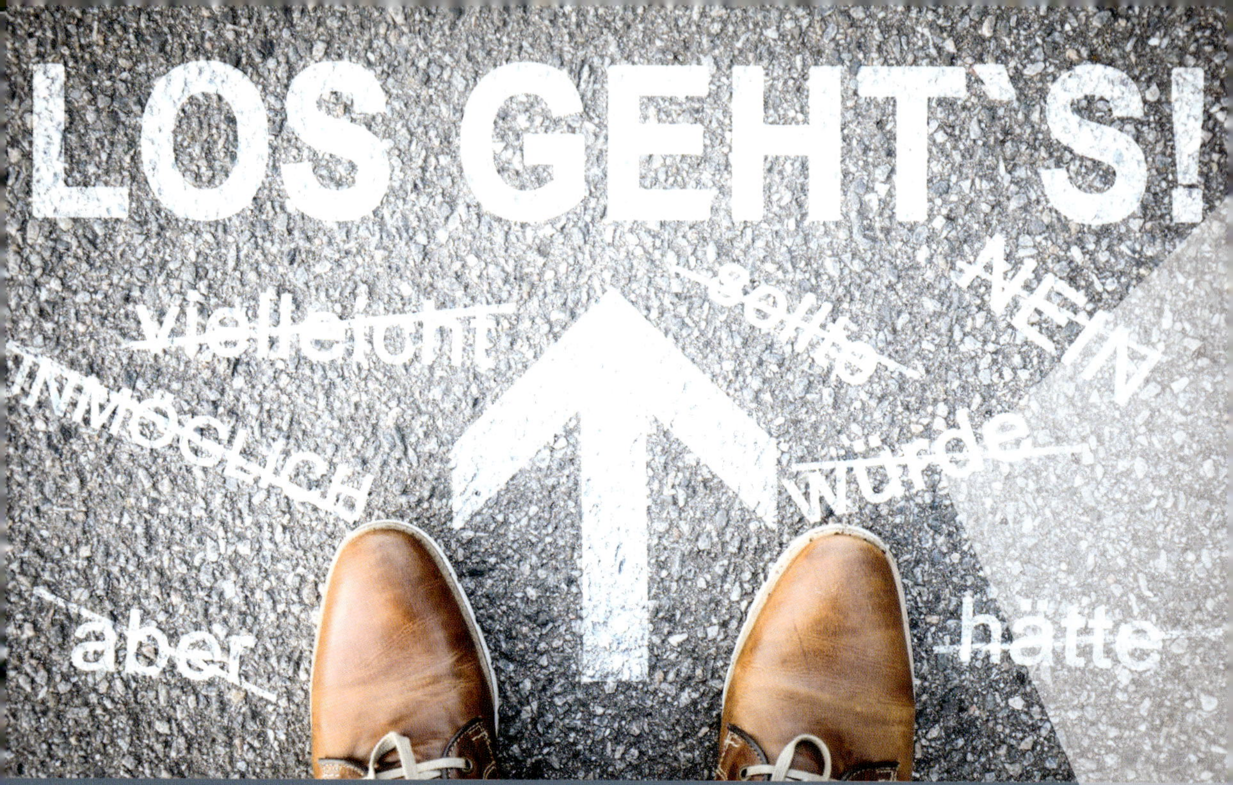

Erfolgsmomente sind sehr wichtig. Je mehr wir davon haben, desto besser ist das für unsere Motivation – der Grund, wieso Aufgeben keine Option ist.

Um viele dieser Momente zu haben, setzen wir lieber mehrere kleine Ziele, bei denen wir uns sicher sein können, diese auch zu erreichen. Dies bedeutet nicht, dass du dich unterfordern sollst.

EINE HERAUSFORDERUNG DARF DEIN VORHABEN AUF JEDEN FALL FÜR DICH SEIN – JEDOCH EINE MACHBARE HERAUSFORDERUNG.

DEIN ABNEHMPLAN

Zur Zielsetzung gehören also genaue Angaben, welche beinhalten, wohin man möchte und vor allem, wie man dort hinkommt.

Planlosigkeit ist oft der Grund, der die Leute scheitern lässt.

Deshalb wird das Ziel nicht nur definiert, sondern auch gut durchdacht und durchgeplant. Am besten schreibt man sich einen solchen Plan auf, um sich ihn jeden Tag schwarz auf weiß vor Augen halten zu können. Sein Vorhaben niederzuschreiben, hat auch den Vorteil, dass man sich intensiv und bewusst Gedanken macht, wie man die Dinge am besten angeht.

Die Rede war nun nicht nur von einem Ziel, sondern auch von mehreren Zielen. Ein realistisches Beispiel hierfür wäre das Reduzieren von Körperfett und das gleichzeitige Aufbauen von Muskulatur. Auch wenn diese zwei Faktoren nahe beieinanderliegen, müssen dennoch beide Punkte in der Planung gleichwertig berücksichtigt werden. Immerhin können sich zwei zu erreichende Ziele auf gewisse Art und Weise „beißen". Dies würde bedeuten, dass man Kompromisse festlegen oder gegebenenfalls Prioritäten setzen muss. Wenn man zum Beispiel an einem Punkt ist, an dem der Muskelaufbau durch die kalorienarme Ernährung nicht mehr wie gewünscht funktioniert, muss man sich überlegen, ob man eher einen hohen Anteil an Muskelmasse oder aber einen geringen Körperfettanteil erreichen möchte. Hier wird deutlich, wie wichtig die Planung ist.

Erst wenn die Zielsetzung stattgefunden hat und mit der Zielsetzung die erwähnte Planung, dann ist es an der Zeit die Theorie in die Tat umzusetzen und loszulegen.

Notiere deine Ziele nun auf ein Blatt Papier und hänge dieses auf, wo du es jeden Tag sehen kannst. So kannst du dich jeden Tag erneut daran erinnern, wohin dein Weg geht.

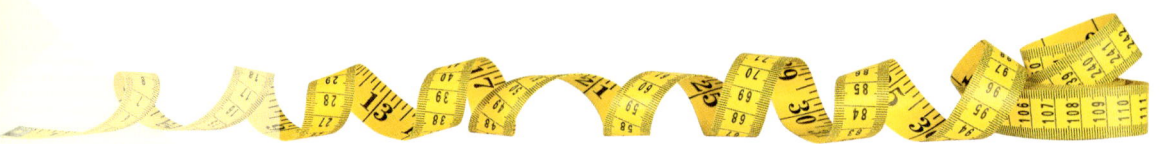

Zu Beginn seines Vorhabens sollte man neben seiner Zielsetzung zunächst einmal den Istzustand seines Körpers ermitteln. Dazu gehören Körpergröße, Körpergewicht, Körperfettanteil und gegebenenfalls auch Umfänge, wie den des Bauches und der Brust. Ich weiß von vielen Übergewichtigen, dass sie die Waage aus Angst vor der Wahrheit sehr lange Zeit gemieden haben. Doch genau das ist an der Stelle wichtig:

Mach dir klar, wie schwer du gerade bist – sprich es aus, mach es dir bewusst und dann denke daran, dass du diese Zahl schon bald nicht mehr auf der Waage sehen wirst.

Zusätzlich wäre es nicht falsch einen Arzt aufzusuchen, um sich über den Zustand seines Herzens und die eigenen Blutwerte zu informieren. Zum einen arbeitet man besser, wenn man weiß woran, und zum anderen kann man mit der Zeit bessere Vergleiche anstellen, um so zu erkennen, was man erreicht hat. Natürlich ist es, gerade bezogen auf das Herz, sehr wichtig zu wissen, wie stark man sich selbst fordern kann und darf. Den Aspekt Sport, beziehungsweise vermehrte Bewegung, solltest du von diesem ärztlichen Rat abhängig machen, um deinem Körper nicht noch zusätzlich zu schaden.

Wenn du beispielsweise 180 Kilo wiegst, solltest du auf keinen Fall joggen gehen, da dies eine viel zu starke Belastung für die Knie wäre. Bis du zu dem Punkt kommst, an dem du joggen gehen kannst, solltest du dir mit etwas Gelenkschonenderem wie Schwimmen aushelfen. Sei ehrlich zu dir selbst und nimm deine Gegebenheiten,

wie sie sind. Du musst die Art deiner sportlichen Einheiten deinem körperlichen Zustand anpassen – manche Sportarten können hier schlichtweg ein Tabu darstellen.

In deinen Abnehmplan kannst du dir die tollsten Dinge und Möglichkeiten einbauen.

Um nicht bereits schon vor Beginn zu scheitern, darfst du einen besonders wichtigen Aspekt nicht außen vor lassen:

DEINEN ALLTAG.

In vielen Abnehm-TV-Shows sind die Kandidaten fern der Heimat isoliert von schädlichen Einflüssen und täglichen Versuchungen und Verpflichtungen. Im Abspeckcamp nehmen sie toll ab, weil sie den ganzen Tag Zeit haben und somit nur Sport machen, mit Personaltrainer und den neuesten Geräten, und sich nur gesund und ausgewogen, sowie kalorienbewusst ernähren, vielleicht sogar nicht mal selbst kochen müssen, weil sie einen extra Koch für sich haben, und schließlich auch noch von der Gruppendynamik profitieren.

Zuhause funktioniert das auf diese Weise allerdings nicht mehr: Sport macht man meist alleine und ohne Personaltrainer, was zur Folge hat, dass man seine Grenzen selbst festlegt und nicht getrimmt wird. Außerdem wird nur dann Sport gemacht, wenn man sich selbst dazu aufraffen kann; Gruppen- und Disziplinzwang gibt es Zuhause nicht mehr.

Egal ob man im Freien, einem Fitnessstudio oder einem Sportverein trainiert, wer einen Trainingspartner hat, dem wird es leichter fallen sich aufzuraffen und zu motivieren –

GEMEINSAM IST IMMER BESSER ALS ALLEINE.

Zu dem, dass bereits der private Alltag keine Zeit zum Verschenken und „Verschwenden" hat, gibt es in den meisten Fällen noch den Arbeitsalltag, der die zeitliche Flexibilität weiter einschränkt. In einem Camp abnehmen ist keine Kunst, da man sich auf nichts als aufs Abnehmen konzentrieren muss. Zuhause sieht das Ganze jedoch anders aus - besonders dann, wenn man von morgens bis abends arbeiten muss. Man sollte sich dessen bewusst sein, dass man nach einem langen, harten Arbeitstag eventuell keine Lust mehr auf eine Sporteinheit hat. Um dem vorzubeugen, wäre eine Möglichkeit, früher aufzustehen und den Tag mit Sport zu beginnen. Zum einen hat man den Sport dann bereits hinter sich gebracht, und zum anderen wirst du merken, dass du nach einer solchen Frühsporteinheit mit einem besseren Gefühl in den Tag gehen wirst.

So etwas muss in der Planung unbedingt berücksichtigt werden, denn Planung ist das eine, doch die Realität kann wiederum ganz anders aussehen.

Genauso wie der zeitliche Aspekt des Alltags der Sporteinheit in die Quere kommen kann, kann der Alltag ebenso der Ernährung – dem bewussten und gesunden Essen – einen Strich durch die Rechnung ziehen. Wer viel arbeitet hat folglich wenig Zeit, sich jede Mahlzeit frisch zuzubereiten. Die Folgen sind häufig ungesunde Snacks und schnelles Essen – Fast Food. Eine Lösung an dieser Stelle wäre das Vorkochen der Mahlzeiten für die nächsten paar Tage.

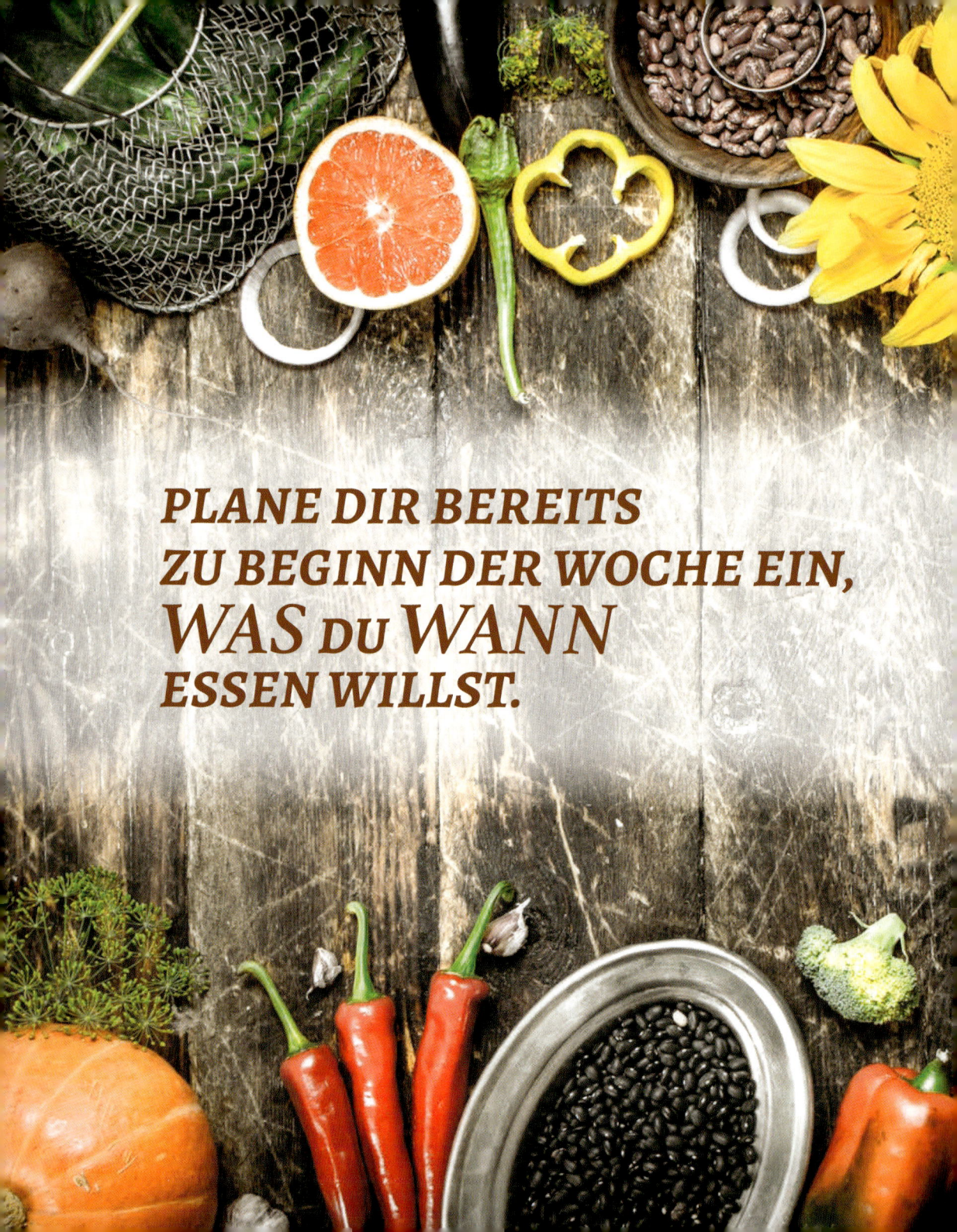

PLANE DIR BEREITS
ZU BEGINN DER WOCHE EIN,
WAS DU *WANN*
ESSEN WILLST.

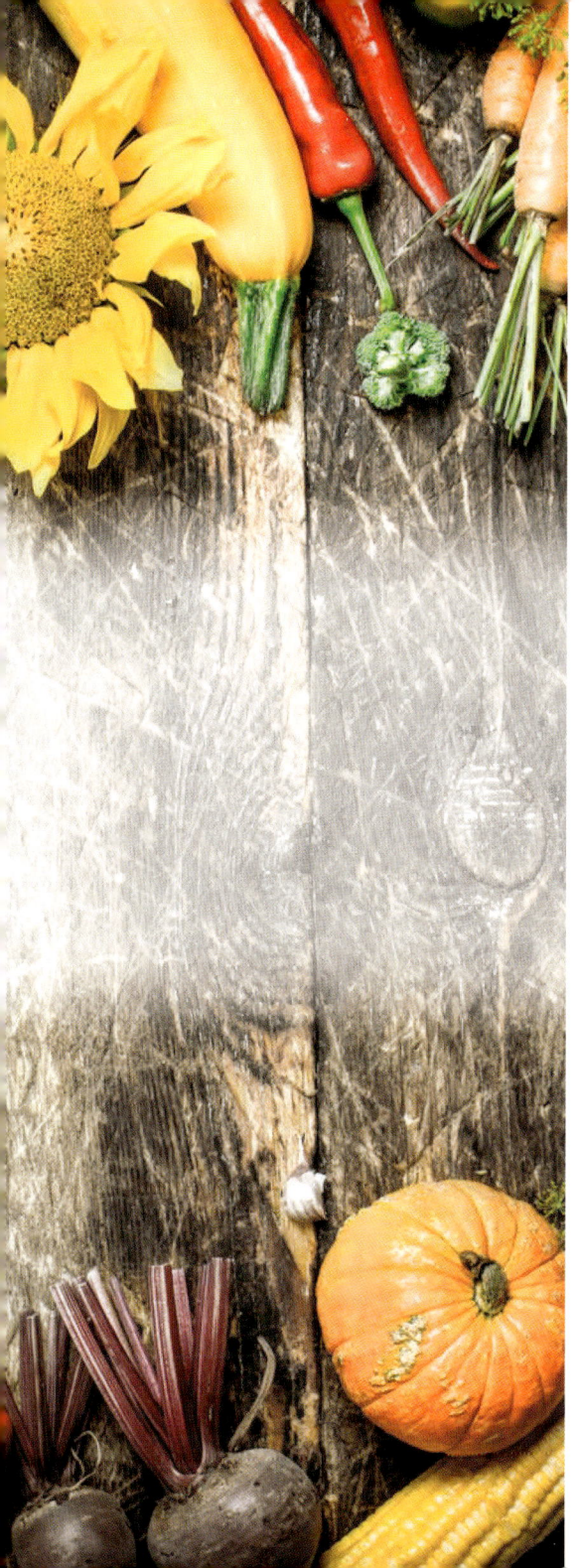

Geh einkaufen und deck dich mit dem ein, was du die Woche über an Essen benötigst. Auf diese Art und Weise wirst du nicht in die Bredouille geraten und musst nicht auf ein zweckloses, ungesundes Essen zurückgreifen.

Plane ebenso deine sportlichen Einheiten, lege fest wann, wo und wie du trainierst; so kommst du nicht an den Punkt, an dem du zeitlich aufgeschmissen bist.

PLANUNG IST HIER SEHR WICHTIG, ZUMINDEST BIS DU EINE GEWISSE ROUTINE HAST.

Berücksichtige auch Tage, an denen du beispielsweise hart arbeiten musst, ebenso Tage, die sehr lange und anstrengend werden. Es sollte dir klar sein, dass es an solchen „Hammertagen" mit einem Salat vielleicht nicht getan ist. Hier brauchst du ein wenig mehr Kalorien als sonst und etwas, das zwar gesund ist, dich aber auch sättigt, damit du der Gefahr von Heißhungerattacken entgehst.

GIB DEINEM KÖRPER AUF JEDEN FALL DAS, WAS ER BRAUCHT – ABER EBEN AUCH NUR DAS.

EIN GUTER START – LASS ES UNS ANGEHEN

Abnehmen ist nicht gleich Abnehmen: Diätprodukte versprechen zum Beispiel schnellen Erfolg, und wer ein solches Produkt einmal ausprobiert hat, wird dies bestimmt auch bestätigen können. Doch genauso kann auch garantiert werden, dass nach dem Ende einer solchen Kur das Gewicht wieder steigen wird. Die Gründe sind einfach. Zum einen können Diätprodukte nicht auf Dauer genommen werden, da sie durch die unausgewogene Zusammensetzung eine Mangelernährung darstellen. Zum anderen, und das ist das viel gravierendere Problem, fallen die Probanden nach dem Beenden einer solchen Diät wieder in ihr altes Muster, was ihre Essgewohnheiten angeht, und somit logischerweise auch in ihr altes Gewicht.

Durch solche Radikaldiäten kann man zwar abnehmen, aber langfristig gesehen wird man damit keinen Erfolg haben. Und auch Krankheiten wie die Bulimie senken zwar innerhalb kürzester Zeit das Gewicht auf ein Minimum, aber ich garantiere dir, dass das Abnehmen hier nicht stagnieren wird.

ES IST NICHT UNSER ZIEL, AUF BIEGEN UND „BRECHEN" ZUM WUNSCHGEWICHT ZU GELANGEN.

Du siehst, es gibt viele Möglichkeiten, aber auch krankhafte Weisen, Gewicht zu verlieren: die einen durch Diätprodukte oder im schlimmsten Fall Drogen und die anderen durch krankhafte Angewohnheiten wie Bulimie.

Mit dem Verlieren des Fettüberschusses ist es allerdings noch lange nicht getan. Von Anfang bis Ende sprechen wir in diesem Buch von Veränderung. Diese soll nicht nur optisch erkennbar sein. Vielmehr erstreben wir eine Veränderung in Geist, Leib und Seele. Ein gesunder Geist sollte in einem gesunden Körper wohnen. Um dies zu erreichen, konzentrieren wir uns auf gesundes Abnehmen. Nicht zu schnell und nicht zu langsam – aber mit gutem Gewissen.

GEDULD SPIELT EINE DER WICHTIGSTEN ROLLEN BEIM GEWICHTVERLIEREN.

Besonders dann, wenn die Waage plötzlich anfängt zu stagnieren. Wichtig ist es, Schritt für Schritt in einem gesunden Lebensstil Fuß zu fassen.

Das Ziel ist definiert. Nun ist es an der Zeit die ersten Schritte dorthin zu wagen. Am Anfang einer solchen Veränderung, eines solchen Weges, stehen viele zunächst planlos da – „Mit was beginne ich?". Dem Sprichwort „Viel bringt viel" folgend, starten einige voll durch. Es folgt die Anmeldung im Fitnessstudio, und der Kühlschrank wird mit gesunden Lebensmitteln gefüllt. Versteh mich nicht falsch, dies ist das Beste, was man tun kann, vorausgesetzt man hält es länger als zwei Wochen durch.

VON NULL AUF HUNDERT GEHT MEISTENS SCHIEF, DA SICH VIELE MENSCHEN ZU SCHNELL SELBST ÜBERFORDERN.

Wir hingegen halten uns an das Sprichwort „Es ist noch kein Meister vom Himmel gefallen". Um nicht alles von jetzt auf gleich über den Haufen zu werfen und das totale Chaos zu verursachen, beginnen wir zunächst mit einfacher Bewegungsergänzung im Alltag.

▶ MEHR BEWEGUNG IM ALLTAG

Das Erfolgsrezept liegt im richtigen Zusammenspiel von Bewegung und der passenden Ernährung. Das Verhältnis liegt hier bei 1/3 Bewegung und 2/3 Ernährung. Dem anscheinend weniger gewichtigen der beiden Erfolgsschlüssel lassen wir hier einmal bewusst den Vortritt – der Bewegung. Es war davon die Rede, in einem gesunden Lebensstil Fuß zu fassen. Um dies zu erreichen, starten wir im Tal und nicht auf der Spitze des Berges, die sich Ziel nennt. Nun geht es an die Umsetzung – viel Bewegung so einfach wie möglich in den Alltag einzubauen. Immerhin ist Sport oftmals ein Begriff, der Angst und Furcht einflößt. Es ist anstrengend, man schwitzt und vor allem brauch man viel Zeit dafür – so denken zumindest viele. Um nun die Psyche an dieser Stelle einmal zu entlasten, wird der Sport dir zunächst nicht einmal eine Stunde am Tag rauben. Wir werden es nicht einmal Sport nennen, es wird lediglich von vermehrter Bewegung im Alltag die Rede sein. Das Folgende ähnelt einem Trainingsplan, der in jedem normalen Alltag eines gesunden Menschen Platz finden kann. Die Ausführung dieser vier einfachen Punkte wird deinen Körper und deinen Geist kräftigen und an später nachfolgende Aktivitäten gewöhnen.

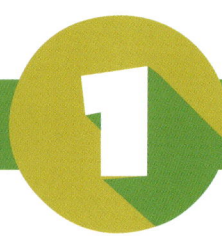

Diese Übung bedarf keiner besonderen Erklärung. Jeder kennt es, viele meiden es. Dennoch – frische Luft ist sehr wichtig für den Körper und fördert den Stoffwechsel, was zwangsläufig der Fettverbrennung dient. Und das ist, was wir erreichen möchten. Also ist es wichtig diese „Übung", wenn möglich, jeden Tag auszuführen. Die Vorteile sind, dass man zum Spazieren keine besondere Zeit einplanen muss (man kann losgehen, wann es einem zeitlich passt) und dass man kein teures Equipment und auch keinen festen Platz benötigt (man kann laufen wo es einem gefällt).

**WEM ES MÖGLICH IST,
DER SOLLTE SEINEN TÄGLICHEN
SPAZIERGANG JEDOCH
UNBEDINGT IN EINEM
WALD MACHEN.**

Aktuelle wissenschaftliche Studien bestätigen, dass Wald einen besonders positiven Einfluss auf den Körper und den Geist eines Menschen hat. Bereits nach wenigen Waldspaziergängen wird der Stresswert (Cortisolwert im Blut) deutlich gesenkt. Ebenso wird der Puls langsamer und der Blutdruck niedriger.

Nachweislich brauchen depressiv erkrankte Menschen nach einem Waldspaziergang weniger Medikamente.
Im zweiten Kapitel dieses Buches war bereits die Rede davon, dass ein Waldspaziergang Balsam für die Seele ist, da man hier einfach mal zur Ruhe kommen und dem Lärm der Welt, der ständig auf einen einprasselt, entfliehen kann.

**IN DIESER ZEIT DER RUHE KANNST
DU BESSER AUF DAS HÖREN,
WAS TIEF IN DIR DRIN IST.**

Das kann dich neu für etwas inspirieren, du erinnerst dich: Inspirieren bedeutet entfachen, wohingegen Burn-Out (Depression) übersetzt ausbrennen bedeutet. Ein einfacher Waldspaziergang soll ein Heilmittel für Depressionen sein? Er verschafft dir Ruhe, die es dir ermöglicht, einmal darauf zu hören, was dein Herz dir zu sagen hat. Möglicherweise ist dieser simple Gedankengang gar nicht so weit von dem entfernt, was die Wissenschaft herausgefunden hat. Was für uns in Sachen Fitness eine ebenso wichtige Rolle spielt, ist die Tatsache, dass das Spazieren die Muskulatur kräftigt und die Gelenke belastbarer macht. Außerdem führt es zu einer Linderung von Rücken- und Gelenkschmerzen. Und gerade weil, bezogen auf den Körper, einer der Hauptproblematiken von Übergewicht Knie- und Rückenprobleme sind, darf man diesen Aspekt nicht außer Acht lassen.

Natürlich soll man nur bis zu dem Punkt gehen, an dem man noch schmerzfrei spazieren kann. Sobald es irgendwo anfängt zu zwicken oder zu ziehen, sollte der Spaziergang beendet werden.

Die Dauer der Spaziereinheit sollte individuell darauf bezogen sein, wie lange es dauert, bis du ins Schwitzen kommst.
Vornehmen solltest du dir das Ganze täglich. Da dies aber nicht jeden Tag möglich sein wird, setzen wir als Ziel vier Spaziergänge pro Woche. Wenn du es viermal schaffst, ist das super, und falls du darüber hinauskommst, ist das natürlich noch besser.

WICHTIG IST, DASS DU DICH HIER JEDOCH NICHT ÜBERFORDERST, DENN RUHEPAUSEN IM ANSCHLUSS SIND GENAUSO ELEMENTAR, WIE DIE BEWEGUNGSEINHEITEN SELBST.

Zu den jeweiligen Spaziergängen werden nun weitere Übungen eingebaut, die dir helfen werden, Muskulatur aufzubauen und gleichzeitig Fett zu verbrennen.

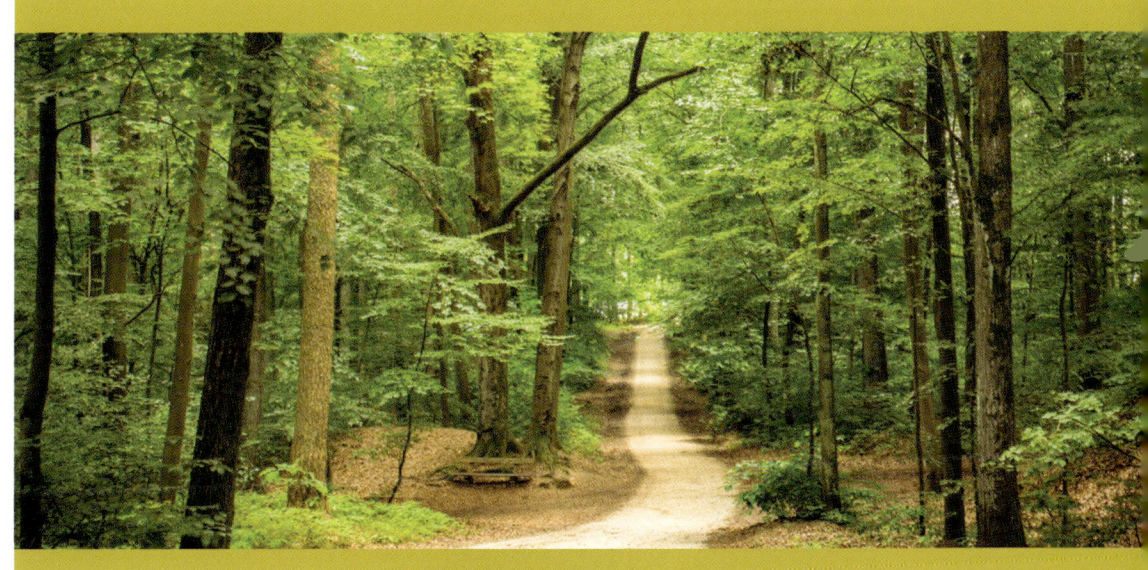

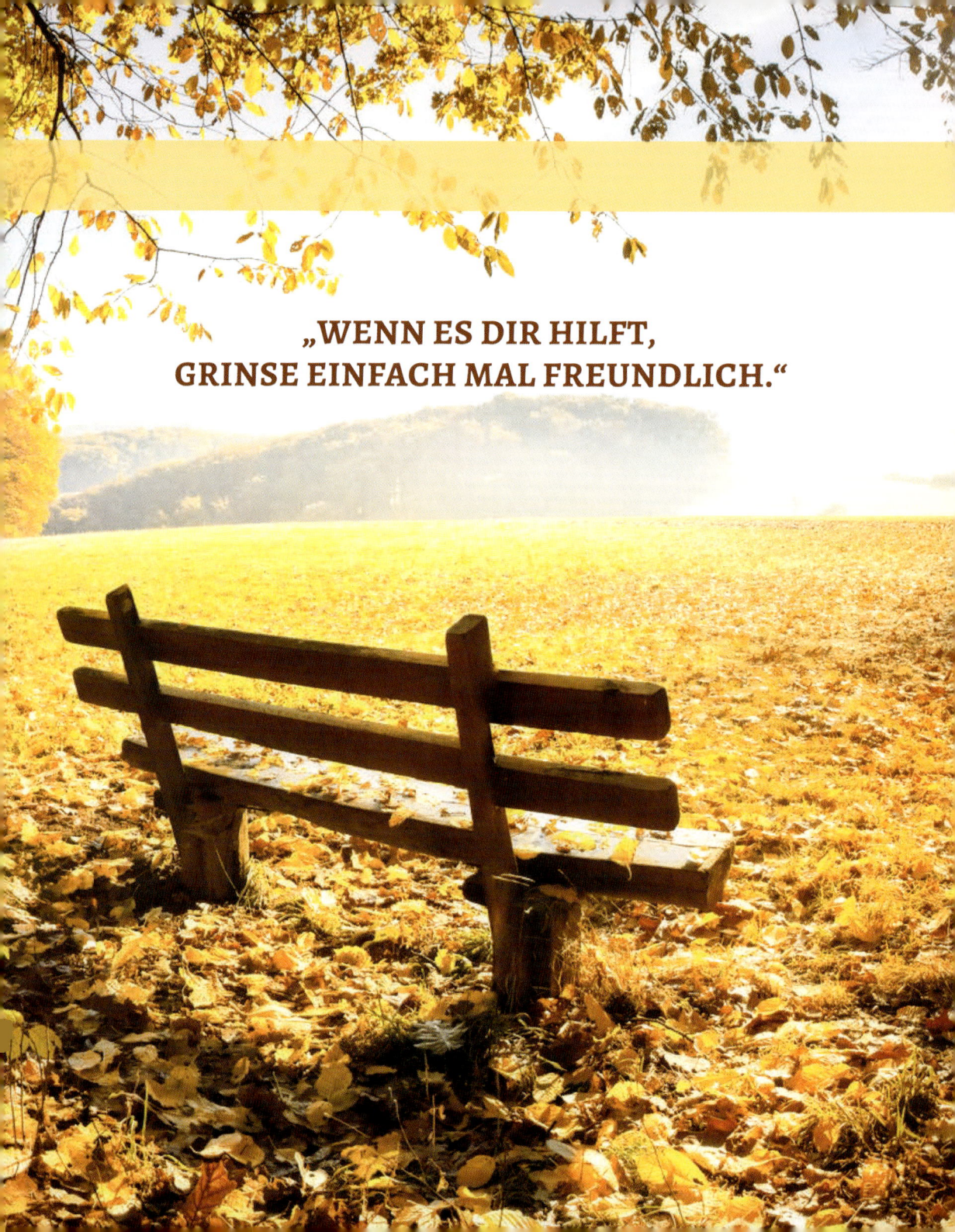

„WENN ES DIR HILFT,
GRINSE EINFACH MAL FREUNDLICH."

Bei jedem Spaziergang – ob bestenfalls in einem Wald oder, wenn nicht anders möglich, in einem Park oder gar einer Wohnsiedlung – wird man auf eine Sitzbank treffen. Diese Sitzbank übernimmt in unserem Fall die Aufgabe eines Trainingsgeräts: „Aufstehen, Hinsetzen" – hört sich zunächst nicht besonders spektakulär an. Die Ausführung dieser Übung soll dich auf spätere Übungen, wie die Kniebeuge, vorbereiten.

Die richtige Ausführung ist hier schnell zu lernen. Du stellst dich mit dem Rücken zur Bank, so als wolltest du dich hinsetzen, was du nun prinzipiell auch tun sollst. Der einzige Unterschied ist, dass du es dir auf der Bank nicht bequem machst, sondern sie lediglich mit dem Gesäß antippst. Sobald du Kontakt spürst, stehst du wieder auf und begibst dich in die stehende Ausgangsposition. Während des Aufstehens ist der Blick gerade nach vorn gerichtet und der gesamte Körper wird angespannt. Im besten Fall wird die „Aufstehbewegung" ohne Schwung und lediglich mit der Kraft der Beine und des Oberkörpers ausgeführt.

Das Ganze wiederholst du, wenn möglich, in drei Sätzen zu jeweils zehn Wiederholungen (also 3 x 10) mit einer kurzen Pause zwischen den einzelnen Sätzen, in der du die Beine ausschütteln und ein wenig hin- und hergehen kannst, bis du für die nächste Wiederholung bereit bist. (Sollte dies dich aufgrund deines Alters und Gewichts überfordern, fange mit weniger Wiederholungen an. Dein Körper wird sich schnell an die neue Herausforderung gewöhnen und du kannst die Anzahl steigern. Übe stets nur in dem Rahmen, den dein Körper zulässt, ohne Schaden zu nehmen.)

Die Bank dient in diesem Fall als Anhaltspunkt, wie weit du dich bei der „Kniebeuge" absenken sollst. Dadurch, dass du dich ohnehin in einer Spaziereinheit befindest, sollten deine Muskulatur und die Gelenke bereits aufgewärmt sein.

Diese Übung bewirkt den Aufbau der Bein-, Bauch- und Rückenmuskulatur. Ebenso fördert ein kontrolliertes Aufstehen die Koordination und das Kennenlernen des eigenen Körpers.

Zu Beginn machst du das Ganze nur einmal, beziehungsweise lediglich bei der ersten Bank. Sobald du dich kräftiger fühlst, kannst du es, falls vorhanden, an der zweiten, der dritten und an jeder anderen Bank, die du auf deinem Weg vorfindest, durchführen. Dass du hierbei einmal schräg angeschaut wirst, kann natürlich gut sein. Frag dich einfach, was diese Leute in deinem Leben für eine Rolle spielen – vermutlich keine. Wenn es dir hilft, grinse einfach mal freundlich. Ansonsten blende sie aus, konzentriere dich auf dich selbst, deinen Weg und deine Ziele.

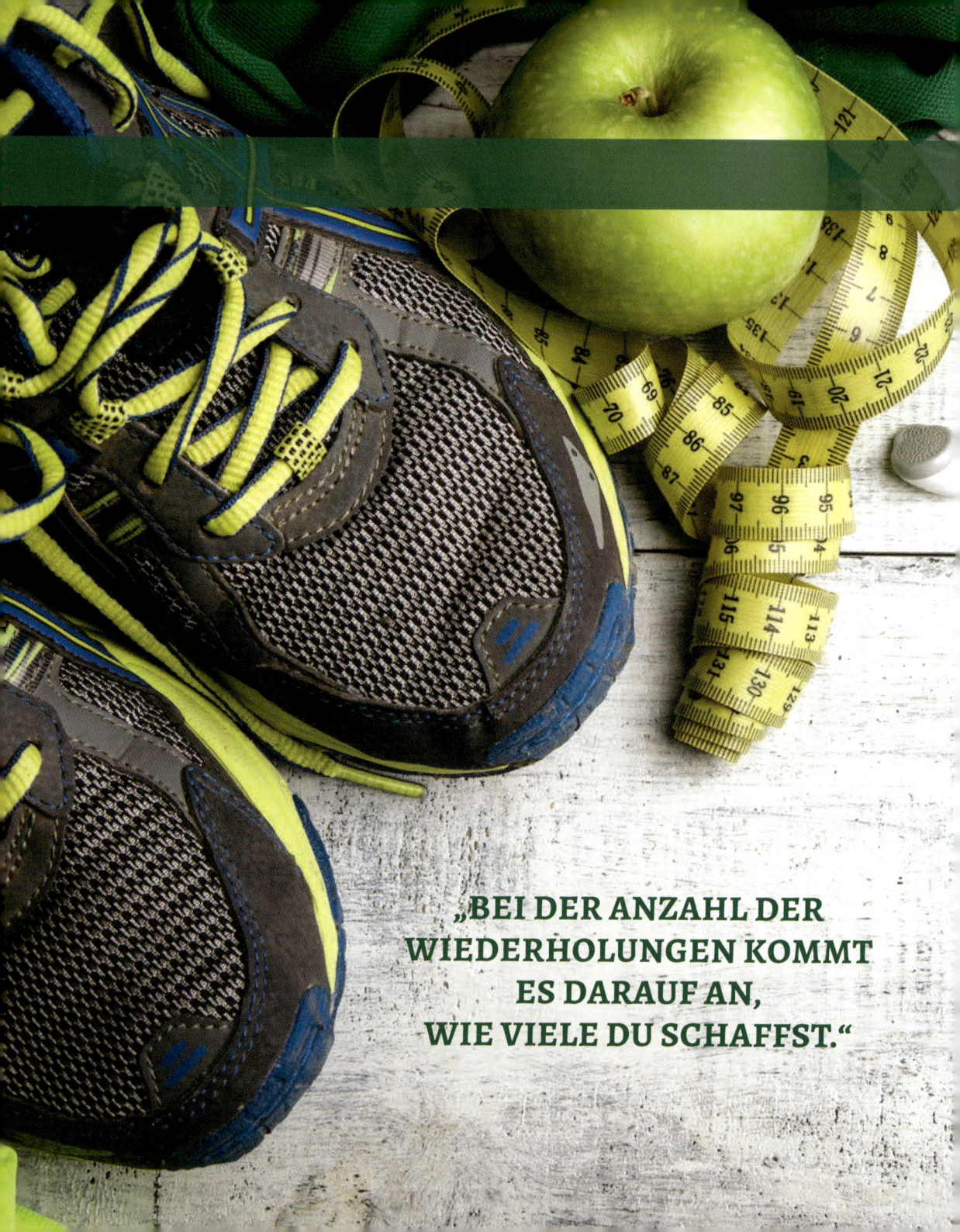

„BEI DER ANZAHL DER
WIEDERHOLUNGEN KOMMT
ES DARAUF AN,
WIE VIELE DU SCHAFFST."

Ebenso wie bei der vorherigen Übung, kann uns hier eine Bank, ein Baum oder eine einfache Wand als Trainingsequipment dienen. Liegestütze gehören wohl zu den Fitnessübungen schlechthin. Und das nicht ohne Grund, immerhin trainiert man so Rücken, Brust, Arme und auch den Bauch.

Weil Liegestütze in der Standardausführung sehr anspruchsvoll und anstrengend sind, führst du diese Übung für den Anfang in der leichten Variante aus – im steilen Winkel gegen ein Objekt (Bank, Baum, Wand). Dazu stellst du dich mit circa einem Meter Abstand (je nach Abstand, wird der Winkel und somit die Schwierigkeit verändert) vor das jeweilige Objekt und lehnst dich mit schulterbreit, leicht angewinkelten Armen dagegen, wobei die Handflächen auf das Objekt gestützt werden. Nun wird der gesamte Körper unter Spannung gesetzt und langsam in Blickrichtung nach vorne gekippt, soweit du es noch halten kannst. Anschließend wird der Körper wieder mit den Armen bis zur Ausgangsposition weggedrückt, in welcher die Arme minimal angewinkelt sind. Kurz gesagt, machst du deine Liegestütze gegen die Wand (oder was auch immer) so tief du kannst und stehst dabei so schräg, wie es dir möglich ist.

Das Ganze führst du direkt im Anschluss an die erste Übung aus, wobei du dir natürlich zwischendurch eine kurze Pause gönnen darfst. Bei der Anzahl der Wiederholungen kommt es darauf an, wie viele du schaffst. Am besten machst du drei Sätze mit maximal erreichbarer Wiederholungszahl. Nach der Übung solltest du deinen Spaziergang unbedingt noch ein bisschen fortsetzen und dabei deine Arme und Beine etwas schütteln, um sie aufzulockern und somit Krämpfe zu vermeiden – cool down.

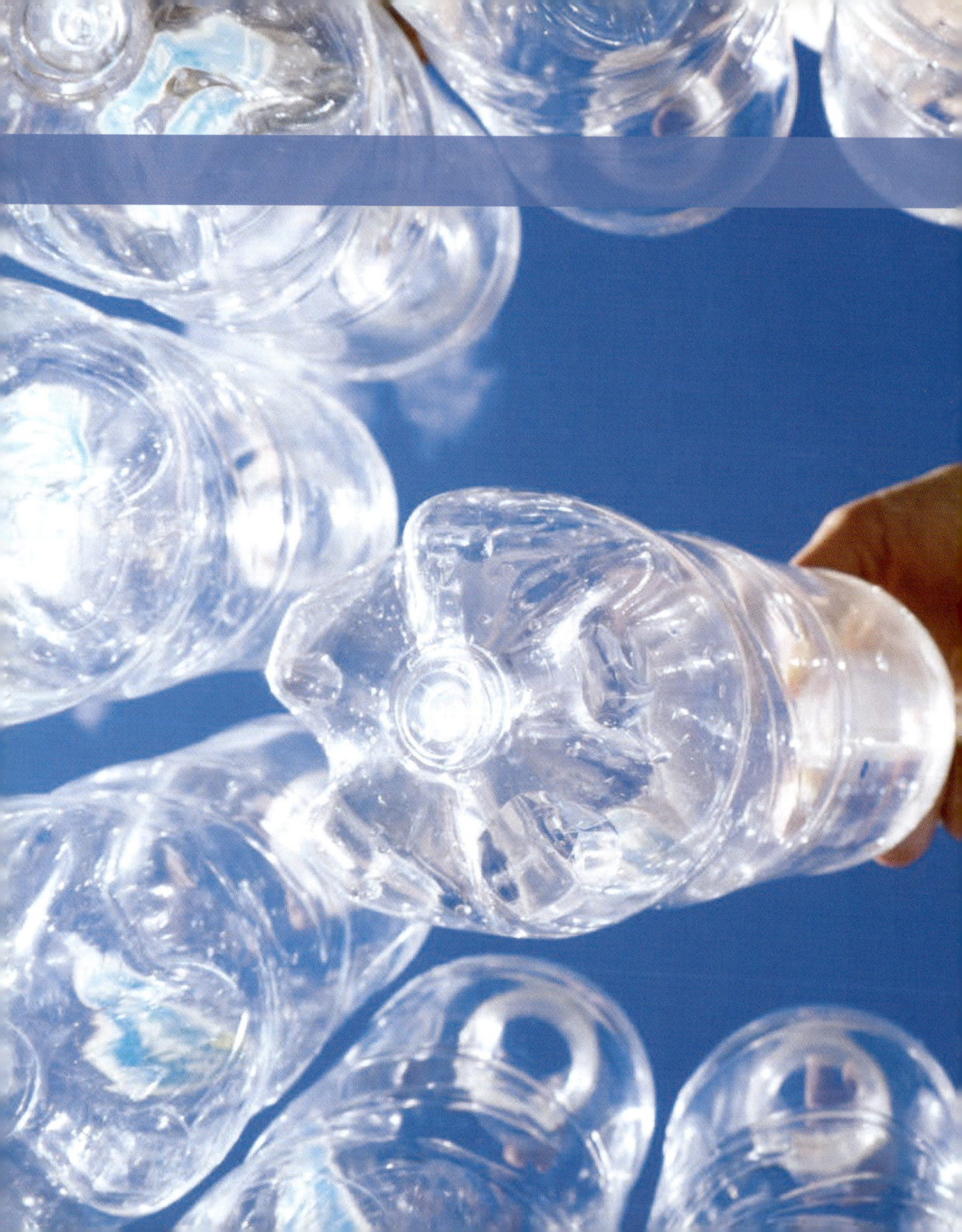

Nach deiner Spaziereinheit kannst du zuhause noch ein kleines Workout für die Arme machen. Flaschen hat jeder daheim – der Inhalt sei mal dahingestellt. Wichtig ist selbstverständlich, dass sie gefüllt sind und ein Gewicht von circa 1,5 Kilogramm (plus/minus) haben.

Nun nimmst du in jede Hand jeweils eine Flasche und bewegst diese durch die Kraft deiner Arme in jede denkbare Richtung. Beispielsweise mit gestreckten Armen zur Seite und nach vorn. Oder in dem du die Flaschen mit deinem Bizeps kontrolliert anziehst und wieder absenkst. Gerne darfst du variieren. Wichtig ist, dass du diese Übung fünf Minuten durchziehst. Das Ganze kann bis zu drei Mal am Tag durchgeführt werden. Flaschen können hier auch durch andere Gegenstände ersetzt werden, und falls du ein paar Hanteln zuhause rumliegen hast, umso besser. Zu empfehlen ist, dass du das Armtraining direkt im Anschluss an das Spazierengehen und die jeweiligen Übungen ausführst. Möglicherweise, oder sogar höchstwahrscheinlich, wirst du Muskelkater bekommen. Auch hier gilt wieder:

Übertreibe es nicht gleich! Höre auf deinen Körper und überfordere ihn nicht, aber fordere ihn (er darf sich nicht mit Faulheit rausreden).

Wenn du es allerdings am Anfang übertreibst, wird es dir bald keine Freude mehr machen. Bei Muskelkater gehe am nächsten Tag nur spazieren oder mache deine Übungen in der absoluten Leichtversion, damit die Muskulatur sich regenerieren kann.

**UND MACH DICH LOCKER,
SO WIE ES DIR GEFÄLLT.
ES MUSS AUCH FREUDE MACHEN.
ABER: GIB NICHT AUF!
MAN GEWÖHNT SICH AN ALLES …**

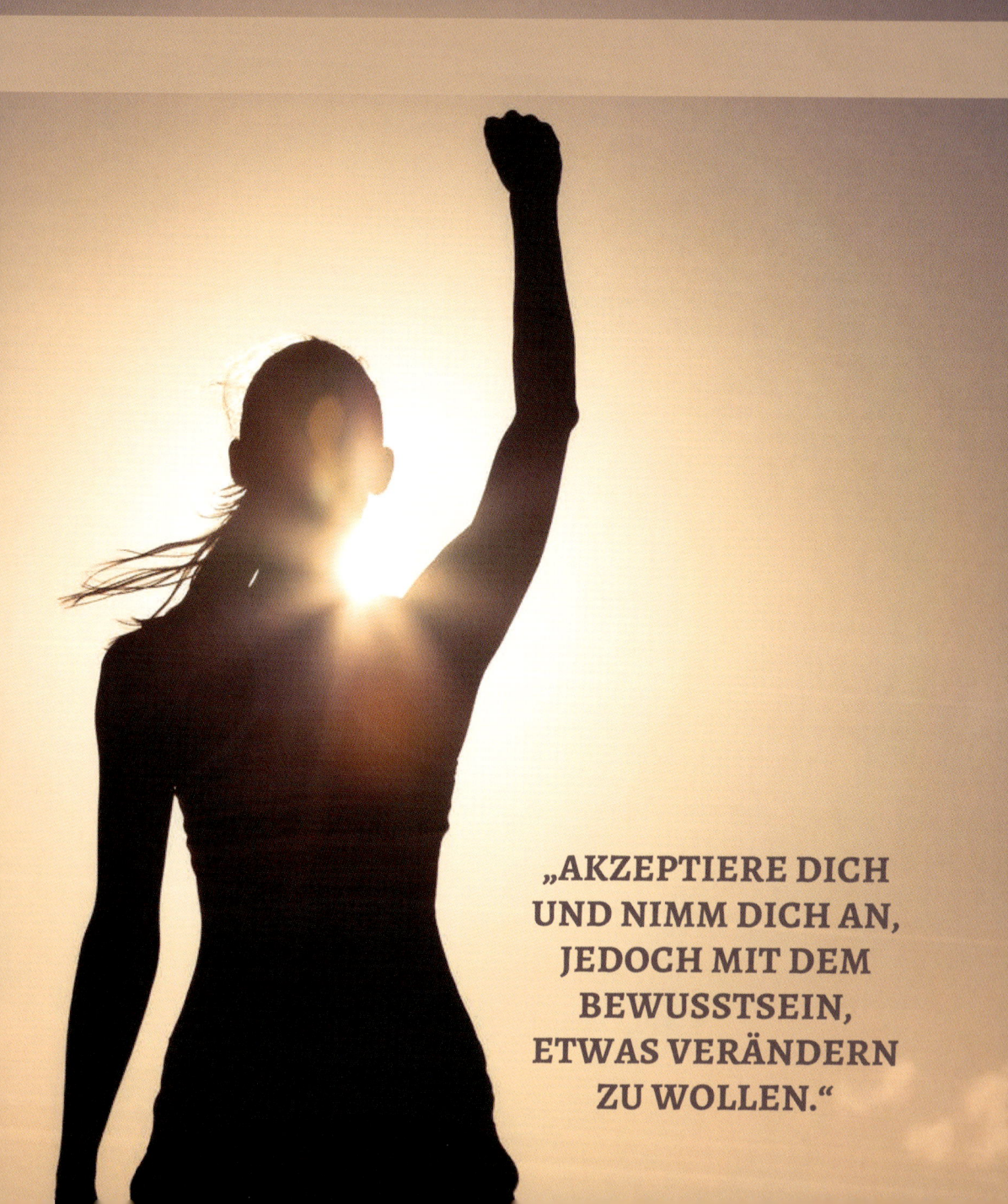

„AKZEPTIERE DICH UND NIMM DICH AN, JEDOCH MIT DEM BEWUSSTSEIN, ETWAS VERÄNDERN ZU WOLLEN."

FAZIT

Natürlich sind das nur vier von unendlich vielen Möglichkeiten, seinem eigenen Bewegungsmangel entgegenzuwirken. Diese vier simplen Schritte sind alltagstauglich, nahezu überall umsetzbar und es wird kein teures Equipment oder ein Fitnessstudio benötigt. Nach zwei Wochen täglichem Ausführen wirst du dich stärker und fitter fühlen. Es ist gut, den Körper mit Übungen wie diesen auf nachfolgende, schwerere Einheiten wie Fitness, Schwimmen oder Laufen vorzubereiten.

Für diejenigen, die sich schwer damit tun, sich aufzuraffen, um Sport zu machen, sind solche Übungen ein guter Weg, die Bewegung zu steigern. Wenn du nun aber von dir selbst sagen kannst, dass du dich gerne bewegst und vielleicht sogar einen Sport betreibst, der dir Spaß macht, stellt das Thema Bewegung ohnehin kein Problem dar. Wenn dein Sportprogramm nicht bereits aus Laufen, Gehen oder Walking besteht, würde ich dir auf jeden Fall empfehlen zusätzlich zu deiner normalen Sporteinheit zwei bis drei Mal pro Woche spazieren zu gehen.

Der Aspekt frische Luft und die dadurch entstehende Ankurbelung des Stoffwechsels sind immens wichtig für unseren Körper.

Jeder, der sich bewusst für eine sportliche Einheit Zeit nimmt – egal ob nun eine Stunde oder nur eine halbe – der wird, abgesehen von den anderen positiven Auswirkungen, in Form von einem guten Gefühl sehr stark davon profitieren. Genauso wie ein Spaziergang im Wald, sind andere sportliche Einheiten – egal, ob Schwimmen in einem Bad oder ein Besuch im Fitnessstudio – sehr gute Möglichkeiten, um sich in einer so lauten Welt eine Auszeit zu nehmen, eine Zeit für sich selbst und sein Innerstes.

Ob du dich nun fürs Erste dafür entscheidest, dich in einem Fitnessstudio anzumelden, Fahrrad zu fahren, Schwimmen zu gehen oder ganz einfach mit simplen, alltagstauglichen Übungen zu mehr Bewegung zu kommen – dein Körper wird es dir danken, und du wirst dich schnell besser fühlen. Um dir jedes Mal aufs Neue bewusst zu machen, für wen und wieso du die ganzen „Strapazen" auf dich nimmst, kannst du dir nach jeder sportlichen Einheit eine Minute bewusst Zeit nehmen und dich vor einen Spiegel begeben, um dich dir selbst zu stellen. Schau dich so an, wie du bist – ohne kaschierende Kleidung oder Fotos, die dich durch günstige Positionen und Bildbearbeitung schlanker aussehen lassen – und mach dir immer wieder erneut bewusst, dass du in Ordnung bist, so wie du bist. Akzeptiere dich und nimm dich an, jedoch mit dem Bewusstsein etwas verändern zu wollen.

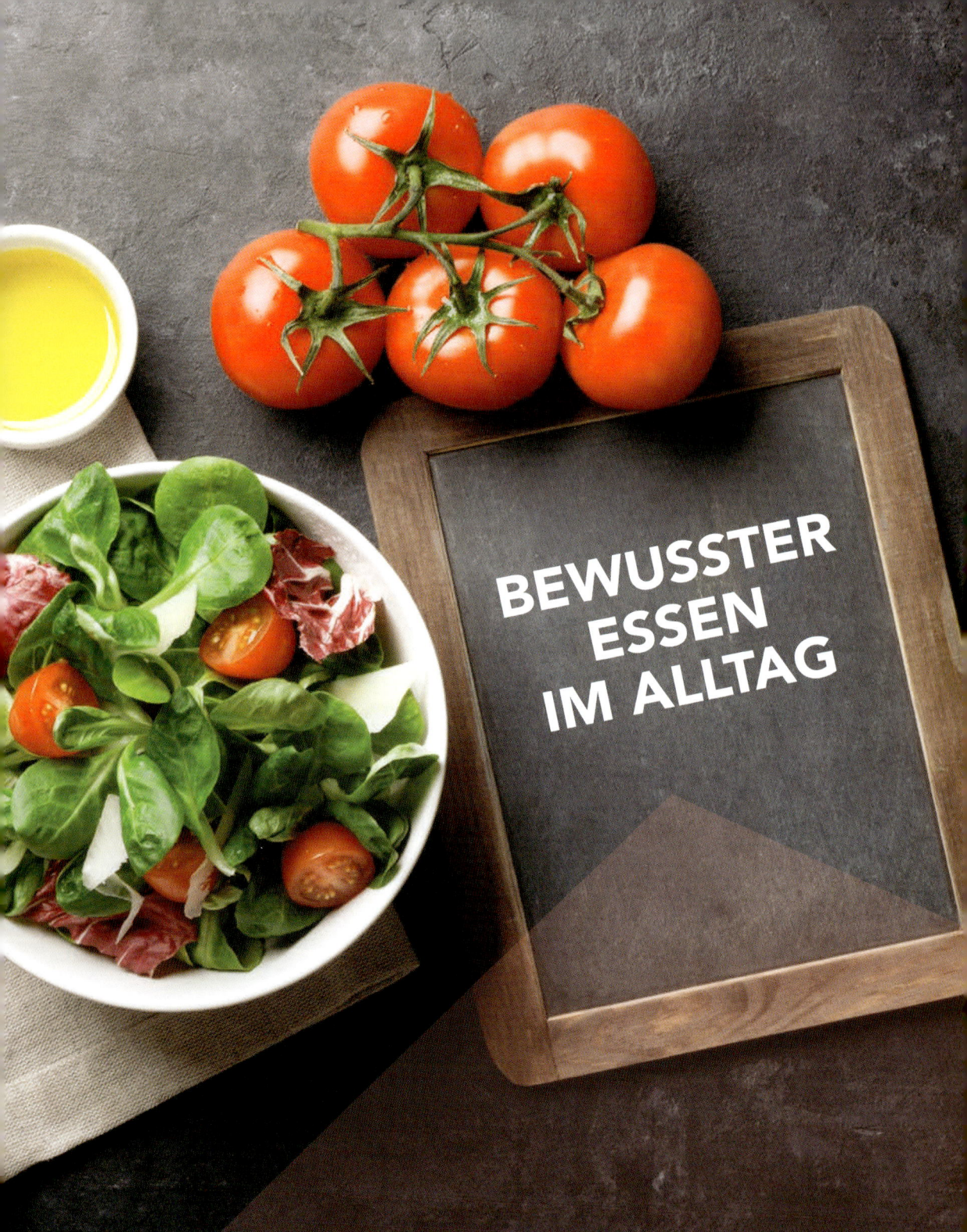

Wie bereits erwähnt, ist die Ernährung in Bezug auf das Abnehmen sogar noch relevanter als die Bewegung, da sie 2/3 des Erfolges mitbestimmt. Genauso wie bei der Bewegung, muss zunächst das Problem definiert werden. Immerhin ist nicht jeder Übergewichtige auch ein Zuckerjunkie und ebenso wenig ein Völlereibetreibender.

Ein durchschnittlicher Erwachsener benötigt im Schnitt eine tägliche Energiezufuhr von 2500 Kilokalorien (plus/minus). Demnach werden überschüssig zugenommene Kalorien zwangsläufig in Fettressourcen umgewandelt. Durch die Bewegung beim Arbeitsplatz, die vermehrte Bewegung im Alltag und natürlich die erhöhte Bewegung beim Sport wird das Kalorienbedarfsfenster vergrößert – das heißt, dass man dadurch theoretisch mehr Kalorien zu sich nehmen kann, ohne zuzunehmen.

Die beim Sport verbrannten Kalorien erlauben also theoretisch eine höhere Energiezufuhr. Da die Menge verbrannter Kalorien bei einer sportlichen Einheit allerdings sehr gering ausfällt, wird klar, wieso man seinen Weg zum Erfolg größtenteils mit der Ernährung steuern sollte. Wenn du die zusätzlich verbrannten Kalorien, egal ob nun beim Sport oder aber bei der Arbeit, „sparst", anstatt mehr zu essen, kommst du noch schneller ans Ziel.

Um Abzunehmen, muss man also nichts Anderes tun, als im Kaloriendefizit zu bleiben, sprich: sich kalorientechnisch unter dem Bedarf befinden. Einfach gesagt, aber die Umsetzung sieht oftmals anders aus. Immerhin lauern Versuchungen hinter jeder Ecke.

„Bewusster essen" klingt relativ plump. Darunter versteht so auf die Schnelle jeder etwas Anderes. Zum Beispiel den sofortigen Verzicht auf Kohlenhydrate oder am besten gar nichts mehr essen und wenn überhaupt, dann nur Diätshakes.

Egal ob Paleo-, Metabolic-, Acht-Sechzehn-, Lowcarb- oder was es noch alles für verschiedene Diätformen gibt – bestimmt haben alle ihre Daseinsberechtigung und bestimmt ist auch allen etwas Gutes abzugewinnen. Doch ich denke, dass es an dieser Stelle nicht darum geht dir zu sagen, was für einen Diätweg du einschlagen sollst, damit du schnellstmöglich dein Ziel erreichst.

VIELMEHR SOLLTEN WIR ZURÜCK ZUM URSPRUNG – DAS ESSEN ALS SOLCHES NEU ENTDECKEN.

Was verstehe ich nun unter dem Ursprung des Essens? Zunächst einmal sollten wir klären, wozu überhaupt gegessen wird. Klar! Der Energiegewinnung wegen! Ohne Essen keine Energie, also keine Power. Das heißt nicht, dass essen keinen Genuss und keinen Spaß bringen soll – im Gegenteil. Jedoch ist es zunächst wichtig zu lernen, was es bedeutet satt zu sein und nicht wie viel reingeht, bis einem beinahe das „Kotzen" kommt.

Wenn wir lernen, beim Essen auf unseren Körper zu hören, darauf zu achten, wann die Energiespeicher gefüllt sind und wir satt sind, dann ist schon einiges erreicht.

DOCH WIE LERNE ICH DAS?
Zunächst einmal ist es wichtig, sich über das Essen als Nahrung bewusst zu werden. Was war nötig, damit diese Mahlzeit vor dir auf dem Teller liegt?
SEI DANKBAR!

Am besten drückst du Dankbarkeit in Form eines kurzen Gebets aus. Mach dir auch vor dem Essen Gedanken darüber, was wäre, wenn du trotz deines Hungers und Appetits nichts zum Beißen vor dir hättest. Spiel das alles einmal in deinem Kopf durch und du wirst merken, dass du bereits mit einer anderen Einstellung ans Essen im eigentlichen Sinn gehen wirst. Mach dir das zu einem Ritual, das ein fester Bestandteil deiner Nahrungsaufnahme wird, egal, ob du alleine oder in Gemeinschaft isst.

WENN ES NUN ANS EIGENTLICHE ESSEN GEHT, TUE ES IN RUHE UND BESONNENHEIT – KEINE HEKTIK, KEINE EILE.

Konzentrier dich auf den Geschmack und bewusst darauf, was du da gerade zu dir nimmst.

Schnelles Essen führt zwangsläufig zu einer erhöhten Nahrungsaufnahme. Es heißt, dass das Sättigungsgefühl erst nach ungefähr 15 Minuten eintritt, und innerhalb dieser Zeit kann man im Schnelltempo Einiges verschlingen.

Der Schlüssel des langsamen Essens und der somit geringeren Nahrungsaufnahme befindet sich im häufigen Kauen. Die Empfehlung hierbei ist pro Bissen 30 bis 50 Mal. Natürlich gilt: je öfter, umso besser. Der Bezug zum bewussten Essen wird gestärkt.

WISSENSCHAFTLER SAGEN, DASS HÄUFIGES KAUEN AUCH DIE DENKLEISTUNG ANREGT UND GUT FÜR DAS NERVENSYSTEM IST.

Lege bei jedem Kauvorgang das Besteck aus der Hand – erst, wenn wieder Platz für einen weiteren Bissen ist, wird die Gabel beladen. An dieser Stelle würde ich dir empfehlen, allgemein immer (wenn es möglich ist) mit Besteck zu essen – das fördert die Ruhe beim Essen.

UM NICHT IN EILE ZU GERATEN, IST NOCH EIN WEITERER PUNKT ENTSCHEIDEND: KEINE ABLENKUNGEN.
Zumindest keine Ablenkung in Form von Handy, Fernsehen und Internet. Wenn die Gabel und das Handy gleichzeitig in der Hand sind, besteht die Gefahr, dass der Teller leer ist und du noch nicht einmal mitbekommen hast, dass du ihn selbst leergegessen hast. Vermeide also solche Störungen, wenn es schon in anderen Bereichen nicht möglich ist, zumindest beim Essen.
ABLENKUNG IN FORM VON GESELLSCHAFT IST NATÜRLICH ETWAS ANDERES.
Solche Ablenkungen dienen nicht nur deiner Seele, sondern auch dem Essverhalten. Wer in Gemeinschaft isst, isst bedachter und langsamer.

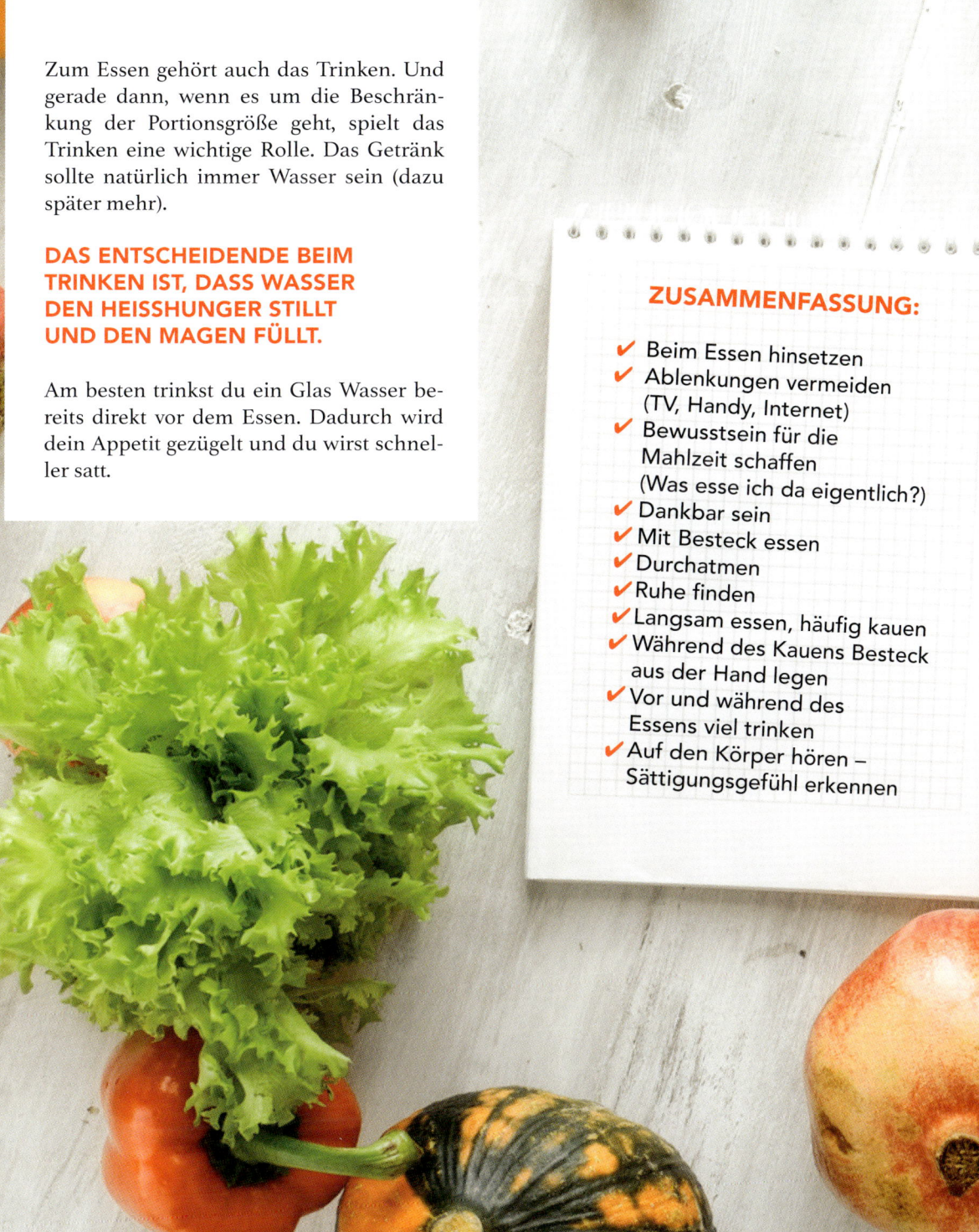

Zum Essen gehört auch das Trinken. Und gerade dann, wenn es um die Beschränkung der Portionsgröße geht, spielt das Trinken eine wichtige Rolle. Das Getränk sollte natürlich immer Wasser sein (dazu später mehr).

DAS ENTSCHEIDENDE BEIM TRINKEN IST, DASS WASSER DEN HEISSHUNGER STILLT UND DEN MAGEN FÜLLT.

Am besten trinkst du ein Glas Wasser bereits direkt vor dem Essen. Dadurch wird dein Appetit gezügelt und du wirst schneller satt.

ZUSAMMENFASSUNG:

- ✔ Beim Essen hinsetzen
- ✔ Ablenkungen vermeiden (TV, Handy, Internet)
- ✔ Bewusstsein für die Mahlzeit schaffen (Was esse ich da eigentlich?)
- ✔ Dankbar sein
- ✔ Mit Besteck essen
- ✔ Durchatmen
- ✔ Ruhe finden
- ✔ Langsam essen, häufig kauen
- ✔ Während des Kauens Besteck aus der Hand legen
- ✔ Vor und während des Essens viel trinken
- ✔ Auf den Körper hören – Sättigungsgefühl erkennen

Wenn du es schaffst, dir diese „Rituale" anzueignen, dann ist schon ein riesengroßer Schritt getan. Mit Gewissheit wirst du bereits durch ein bewusstes Verhalten vor und während des Essens einige Kilos runter bekommen – und das, ohne deine Ernährung an deine Abnehm- und Gesundheitsbedürfnisse angepasst zu haben.

WAS ISST DU?

Das „Wie" beim Thema Essen ist sehr, sehr, sehr wichtig. Doch kommen wir jetzt zu dem „Was" – also was esse ich, beziehungsweise sollte ich essen? Jetzt gab es für mich beim Schreiben dieses Buches zwei Möglichkeiten:

ERSTENS:

Ich könnte dir von A – Z jede nur denkbare Ernährungs- und Diätstrategie aufzeigen und empfehle dir letztendlich die, welche mir selbst am sympathischsten erscheint. Dazu könnte ich dir erklären, wieso Vollkorn- vorteilhafter als Weißmehlprodukte sind, würde dir sagen, dass du keine Süßigkeiten mehr essen sollst und überhaupt, dass du am besten deine Finger komplett von Kohlenhydraten fernhalten solltest.

ODER ABER ZWEITENS:

Ich spar mir das alles und weise dich viel mehr auf ein paar winzige Kleinigkeiten hin, die dir beim nächsten Einkauf helfen, selbst zu entscheiden, was du ab sofort in den Einkaufswagen legst.

Bitte an dieser Stelle nicht falsch verstehen; das WAS ist einer der entscheidenden Punkte bezüglich des Abnehmens, der Fitness und der Vitalität. Immerhin ist Essen der Treibstoff für deinen Körper, und – ähnlich wie bei einem Auto – bekommst du bei Zugabe eines schlechten, beziehungsweise falschen Treibstoffs langfristig einen Motorschaden. Dieser wirkt sich schließlich als Krankheit aus.

„DU BIST, WAS DU ISST"

– auch wenn die Gesellschaft einen Zusammenhang zwischen der derzeit miserablen Gesundheitssituation und der Ernährung abstreitet. So hängt der allgemeine Gesundheitszustand sehr stark von der zugeführten Nahrung ab. Es ist also essenziell für dich, was du isst – darüber lässt sich nicht streiten.

Das Problem, das sich hier aufzeigt, ist ganz einfach: Wo fange ich an und wo höre ich auf? Diäten und gesunde Ernährung sind nicht in einer, zwei oder gar hundert Seiten erklärt. Und dann wäre da noch die Frage zu klären, welche Ernährungsform passt am besten auf deine persönlichen Bedürfnisse – das ist an dieser Stelle zu komplex. Und auch überhaupt nicht notwendig. Jetzt geht es erst einmal darum, grundlegend etwas an dir und deinen Gewohnheiten zu ändern. Du sollst selber ein Gefühl dafür entwickeln, was gut für dich ist und wovon du lieber die Finger lässt.

Ich möchte dir hier lediglich ein paar Anreize mit auf den Weg geben, die dich dazu veranlassen sollen, deine Sicht auf die Ernährung zu überdenken.

„MAN MUSS DEM KÖRPER GUTES TUN, DAMIT DIE SEELE LUST HAT, DARIN ZU WOHNEN."
– WINSTON CHURCHILL

FINDE DEINE GESUNDE ERNÄHRUNG

Das Erste, was mir bezüglich einer gesunden Ernährungsweise in den Sinn kommt, sind unsere Vorfahren – Oma, Opa, Urgroßeltern. Wenn du dich fragst, inwiefern deine Vorfahren mit dem Thema gesunder Ernährung in Verbindung gebracht werden können, dann lass uns einmal ein paar Fakten betrachten.

PUNKT EINS: DIE NAHRUNG UNSERER VORFAHREN

Hast du dich einmal gefragt, wieso deine Vorfahren Dinge wie Lebensmittelallergien gar nicht kannten? Lactose- und Gluten-Intoleranzen, die heutzutage weit verbreitet sind, waren Fremdwörter in den Ohren unserer Vorfahren. Woran liegt das?

FRISCHE LEBENSMITTEL

Die Nahrungsmittel kamen zu ihrer Zeit aus dem Gemüsegarten hinter dem Haus, frisch vom Bauernhof oder Markt. Sie alle haben hauptsächlich saisonale Lebensmittel gegessen. Das heißt es gab beispielsweise Zucchini von Mai bis Oktober, Tomaten von April bis November, Paprika von Juni bis Oktober und Radieschen, Karotten und Feldsalat das ganze Jahr über.

Dadurch, dass die jeweiligen Lebensmittel reif geerntet und direkt verarbeitet wurden, waren keine langen Transportwege und Lagerzeiten nötig. Weil saisonal geerntet und verarbeitet wurde, waren die Lebensmittel viel nährstoffreicher. Ebenso war eine lückenlose Nährstoffversorgung garantiert, da es eine große Abwechslung in der Ernährung gab.

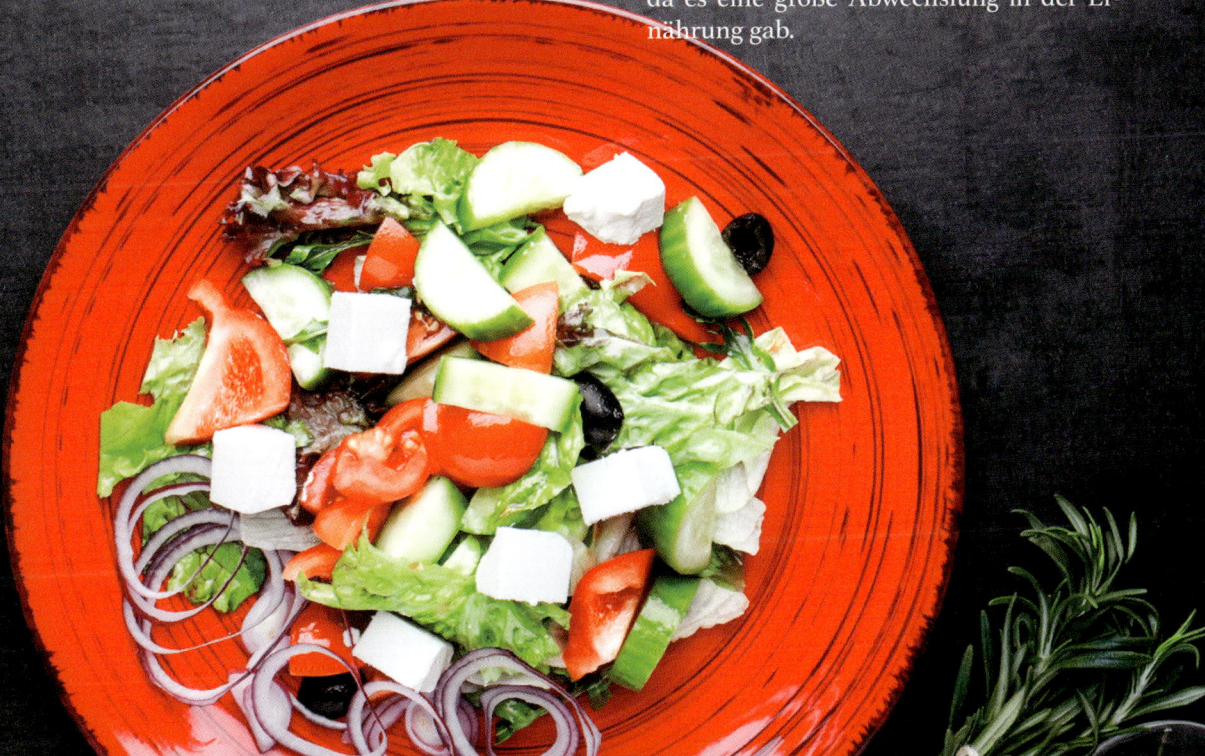

BIO

Mal abgesehen von dem Aspekt, dass die Nahrungsmittel frisch gegessen wurden, war zu dieser Zeit jedes Lebensmittel BIO. Biologischer Anbau war eine Selbstverständlichkeit, da keine, beziehungsweise wenig Dünger und Pflanzenschutzmittel eingesetzt wurden. Die Böden waren weitaus weniger ausgelaugt, wodurch die Lebensmittel mehr Nährstoffe und natürlich auch weniger Chemikalien enthielten.

GESCHMACKSVERSTÄRKER

haben damals auch noch keinen Einsatz gefunden, da frische Lebensmittel noch ihren guten Geschmack enthielten. Frische Lebensmittel, die direkt verarbeitet werden, haben außerdem den Vorteil, dass sie keine Konservierungsmittel brauchen, damit sie lange haltbar sind. Allgemein hatte man für solche und weitere Zusatzstoffe keine Verwendung.

BIO galt nicht nur für Obst und Gemüse, sondern ebenso für tierische Produkte. Fleisch wurde zu dieser Zeit zum Beispiel, wenn überhaupt, nur ein bis zwei Mal pro Woche gegessen. Die Nachfrage nach Fleisch und Fleischwaren ist jedoch extrem angestiegen. Die Folgen sind Massentierhaltung und der Einsatz von Antibiotika – früher wäre das undenkbar gewesen.

GETREIDE

Getreide wird schon ewig konsumiert, und ebenso haben es auch unsere Vorfahren als tägliche Energiequelle genutzt – jedoch nicht in dem Ausmaß, wie wir es tun. Das Problem ist, dass das Getreide von heute, nichts mehr mit dem Getreide von vor 50 Jahren zu tun hat. Es wird im Gegensatz zu früher auf einen weitaus höheren Anteil an Gluten gezüchtet. Das Gluten soll die Backeigenschaften verbessern; unser Körper jedoch ist gar nicht für den Verzehr von Gluten ausgelegt.

Es gibt zahlreiche Bücher und Artikel über die Folgen von Gluten im Körper. Zu viele um sie hier aufzuzeigen. Wenn es dich interessiert, kann ich dir nur empfehlen, dich mit dem Thema Gluten auseinander zu setzen. Du wirst überrascht sein, welche körperlichen Vorteile du durch den Verzicht von Gluten haben wirst. Der Anteil an Gluten im Getreide hat sich im Vergleich von früher zu heute um ein zehnfaches gesteigert (früher: 5%; heute: 50% Gluten). Man muss also folglich davon ausgehen, dass sich die gesundheitliche Belastung durch das im Getreide enthaltene Gluten um ein Zehnfaches gesteigert hat. Beim Biobäcker kaufen oder in der Eigenherstellung verarbeiten kann man alternativ glutenfreie oder -arme Getreidesorten, wie Urkorn (Einkorn), Emmer, Dinkel oder Amarant.

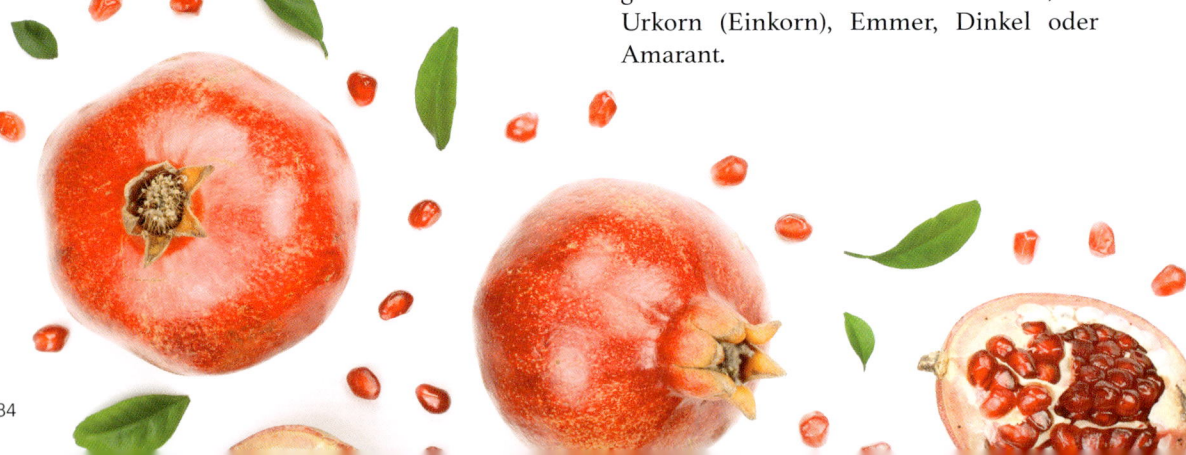

ZUCKER

Der Konsum von Zucker war im Vergleich zu heute minimal. Irgendwann hat man begonnen, die alltägliche Nahrung fettärmer zu gestalten, da man Fett als Ursache für Krankheiten und Übergewicht gesehen hat. Fett ist ein Geschmacksträger, die Folge von fettarmem Essen war ein fades und geschmacklich langweiliges Essen. Um den Nahrungsmitteln wieder einen besseren Geschmack zu verleihen, wurde Zucker eingesetzt.

SÜSSIGKEITEN

in der Form und vor allem in der Menge, wie sie heutzutage konsumiert werden, gab es früher ebenfalls nicht. Zucker gehört heute fast schon zum Alltag dazu. Genauso, wie der Zuckerkonsum stetig ansteigt, steigt allerdings auch die Anzahl kranker Menschen – Zucker ist mitunter Hauptverursacher. Depressionen, Müdigkeit und Antriebslosigkeit werden ebenfalls häufig als Folge von zu hohem Zuckerkonsum erkannt. Dazu bringt der Zucker die Darmflora durcheinander, was unter anderem das Immunsystem schwächt.

Der Mensch ist ein Gewohnheitswesen. Man gewöhnt sich schnell an weniger Süße. In der Übergangszeit, während der du dich immer mehr auf weniger Süßes umstellst, kannst du Alternativen verwenden, zum Beispiel Birkenzucker (auch unter dem Namen Xilit erhältlich), der süßt, aber auf den Körper und die Zähne nicht wie Zucker wirkt, beziehungsweise Agavendicksaft oder Honig in Maßen. Auf Süßstoff solltest du verzichten, da er krebserregend sein kann und deinen Stoffwechsel erheblich irritiert. Außerdem gab es auch diesen nicht zur Zeit unserer Vorfahren.

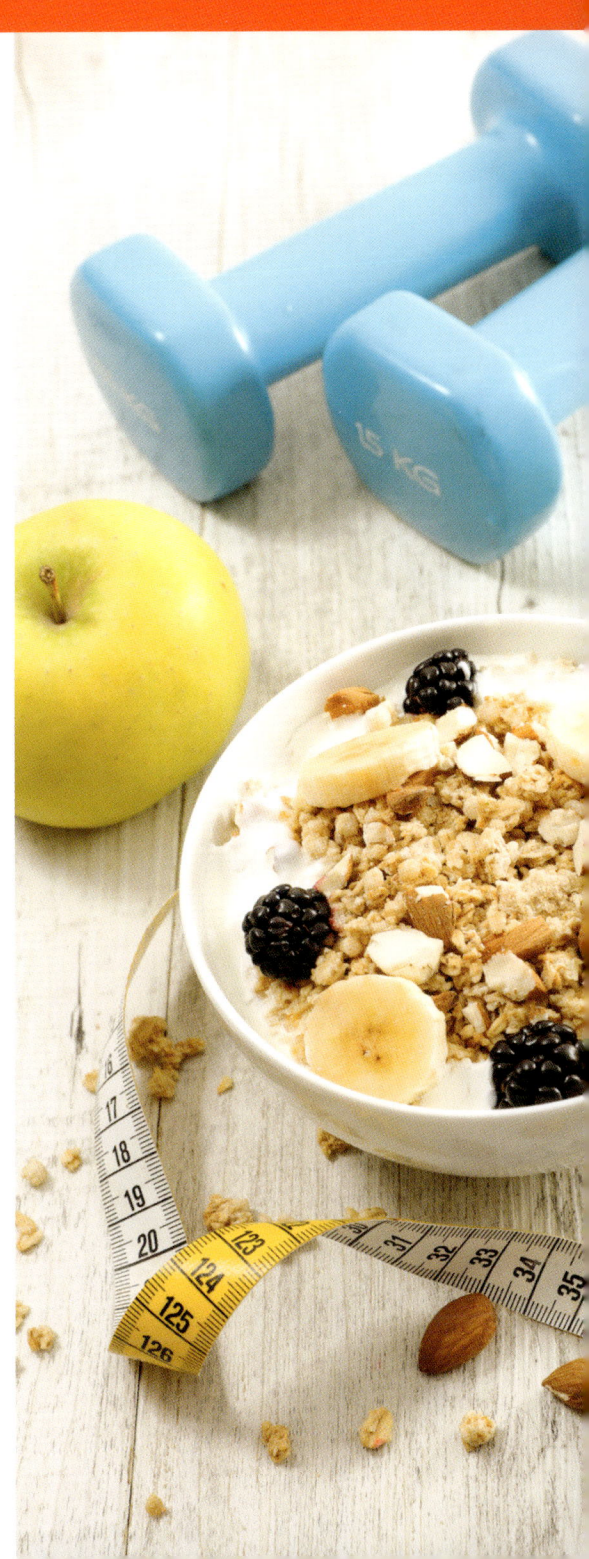

Zusammenfassend kann man sagen, dass sich unsere Vorfahren um ein Vielfaches gesünder ernährt haben, als wir es heutzutage tun. Natürlich war das eine Zwangsläufigkeit, da zu der Zeit ganz einfach nur das gegessen werden konnte, was in unmittelbarer Nähe aufgreifbar war. Lebensmittel waren im Vergleich zu heute knapp. Gegessen wurde aus dem ganz einfachen Grund der Energiegewinnung – und nicht aus purem Zeitvertreib oder Langeweile, wie es heute oftmals der Fall ist. Und emotionales Essen war den einfachen Leuten gar nicht möglich, weil sie dafür weder die Zeit, noch das Geld, noch die Lebensmittel hatten.

Es gab kein Übergewicht in dem Ausmaß, in dem wir es heute haben. Viele Krankheiten und Lebensmittelunverträglichkeiten waren unseren Vorfahren ebenfalls fremd. Daher sollten wir uns bei der Wahl unserer Lebensmittel an unsere Vorfahren halten. Immerhin kannten sie auf Grund ihrer Lebens(mittel)weise die krankheitsbedingten Problematiken von heute nicht.

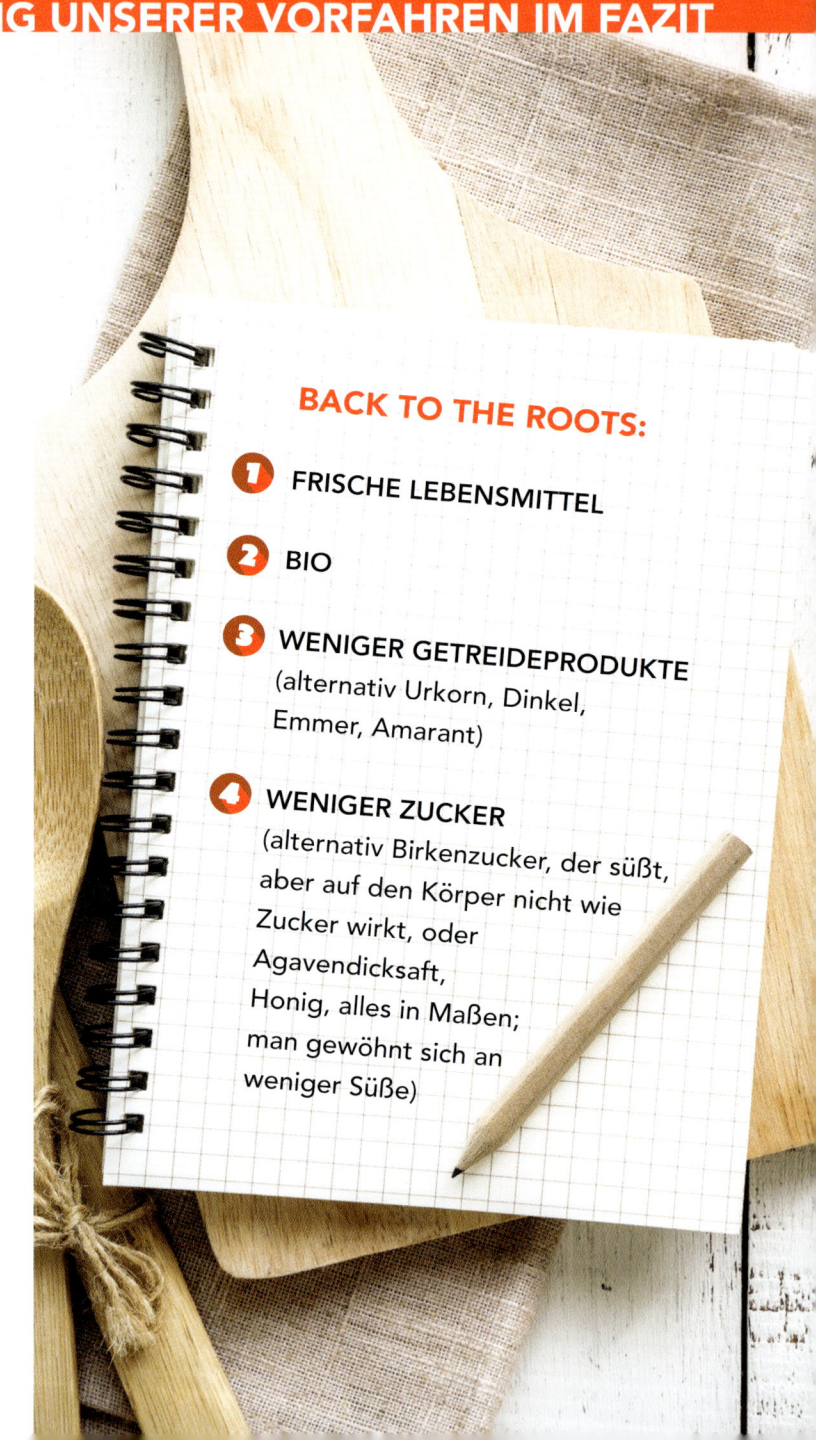

BACK TO THE ROOTS:

1 FRISCHE LEBENSMITTEL

2 BIO

3 WENIGER GETREIDEPRODUKTE
(alternativ Urkorn, Dinkel, Emmer, Amarant)

4 WENIGER ZUCKER
(alternativ Birkenzucker, der süßt, aber auf den Körper nicht wie Zucker wirkt, oder Agavendicksaft, Honig, alles in Maßen; man gewöhnt sich an weniger Süße)

Punkt eins enthielt das Betrachten unserer Vorfahren, um aus deren Lebensweise ein Resultat ziehen zu können, welches uns weiterhilft, in eine gesunde Ernährung zu starten. Im zweiten Punkt möchte ich dir kurz und schmerzlos eine Anregung mitgeben, welche dir beim nächsten Einkauf helfen soll, das ein oder andere Lebensmittel zu überdenken. Es geht um industriell hergestellte Lebensmittel. Wir sprechen von industriell „hergestellten" nicht „verarbeiteten" Lebensmitteln – sonst müsstest du ab sofort jeden Supermarkt meiden.

Nehmen wir einmal an, du gehst in einen Supermarkt in deiner Nähe und schaust dich um. Mach dir einmal Gedanken darüber, was in diesem Laden alles fehlen würde, wenn es keine durch die Industrie hergestellten Lebensmittel gäbe.

Was würde alles wegfallen?

Das ist die für mich einfachste Methode, herauszufinden, ob ein Lebensmittel einer gesunden Ernährung entspricht oder nicht. Gäbe es dieses Lebensmittel auch ohne die Industrie?

WAS FÜR LEBENSMITTEL KOMMEN DIR ALS ERSTES IN DEN SINN, WENN DU AN „HERGESTELLT" DENKST?

▶ Tiefkühlpizza
▶ Schokomüsli
▶ Backfisch
▶ Süßigkeiten
▶ Chips
▶ Salzstangen

Die Liste geht noch viel weiter. Doch nehmen wir einmal an, dass all diese Lebensmittel wegfallen, was bleibt dann noch übrig? Sieht das Angebot im Supermarkt dann nicht um einiges gesünder aus als vorher?

Du bist durchaus in der Lage, dich bewusst zu entscheiden und dich nach eigenem Ermessen gesund zu ernähren.

MUSS DIR DENN ÜBERHAUPT JEMAND SAGEN, WAS GESUND IST?

Der Punkt mit den Vorfahren und auch der gerade aufgeführte sollen dir als Denkanstoß dienen, für etwas, das du doch eigentlich schon weißt.

Egal, mit wem ich über Ernährung gesprochen habe, egal ob übergewichtig oder nicht. Jeder wusste, was gut und auch was weniger gut für den Körper ist – also gesund oder ungesund. Natürlich weiß nicht jeder, wie die verschiedensten Diäten funktionieren und nicht jeder weiß, wie viele Kalorien eine Banane hat. Aber jeder kann doch selber logisch denken.

Prüf es doch einmal selbst: Hörst du zum ersten Mal, dass Zucker schädlich ist? Und hörst du zum ersten Mal, dass Gemüse gesund ist? Oder dass eine Fertigpizza langfristig nicht für eine ausgewogene Ernährung in Frage kommt? Ich denke, das weißt du genau. Wenn du dir zu einem bestimmten Lebensmittel die Frage stellst:

JA ODER NEIN?
GESUND ODER UNGESUND?

Dann wirst du doch instinktiv und logisch deine richtige Antwort parat haben. Dafür sind keine Ausbildung und auch kein Studium in Ernährungswissenschaften notwendig. Und ebenso wenig ein teuer erkaufter Ernährungsplan. Dafür musst du dir nur selbst die Frage des Ja oder Nein zu den jeweiligen Lebensmitteln stellen. Das weißt du selbst.

Es ist, wie bereits erwähnt, nicht mein Ziel, dir aufzuzeigen, was genau du essen sollst/darfst und was nicht.

Vielmehr möchte ich dir nahelegen, für dich selbst zu entscheiden, was dich voranbringt.

DU HAST ALLES IN DIR, WAS DU BRAUCHST.

Auch wenn du bei bestimmten Themen nicht weiterkommst, den Ansatz kannst du immer selbst herausfinden. Schau dir einmal die Tiere an, sie wissen doch alle, was gut für sie ist. Ich glaube nicht, dass es einen Löwen gibt, der sich über einen gemischten Salat hermacht, und ebenso wenig ist mir bekannt, dass es irgendwo Hasen gibt, die sich ein saftiges Rumpsteak reindrücken. Wenn doch bereits die Tiere wissen, was gut für sie ist und versorgt sind, wie viel mehr sind dann wir Menschen mit dem versorgt, was wir zum Leben brauchen.
Wir müssen nur wieder neu lernen, darauf zu hören, was wir wirklich brauchen – und was nicht.

„Seht euch die Vögel an! Sie säen nichts, sie ernten nichts und sammeln auch keine Vorräte. Euer Vater im Himmel versorgt sie. Meint ihr nicht, dass ihr ihm viel wichtiger seid?"
– Matthäus 6,26 (HFA)

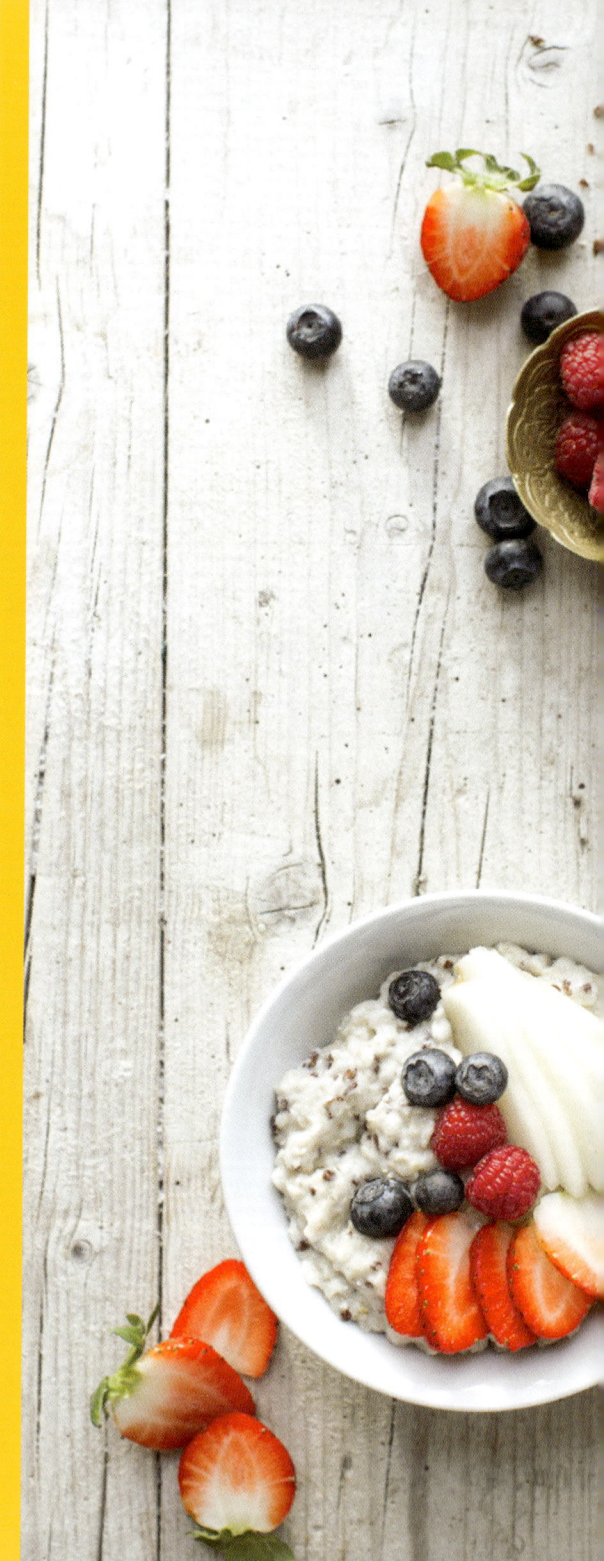

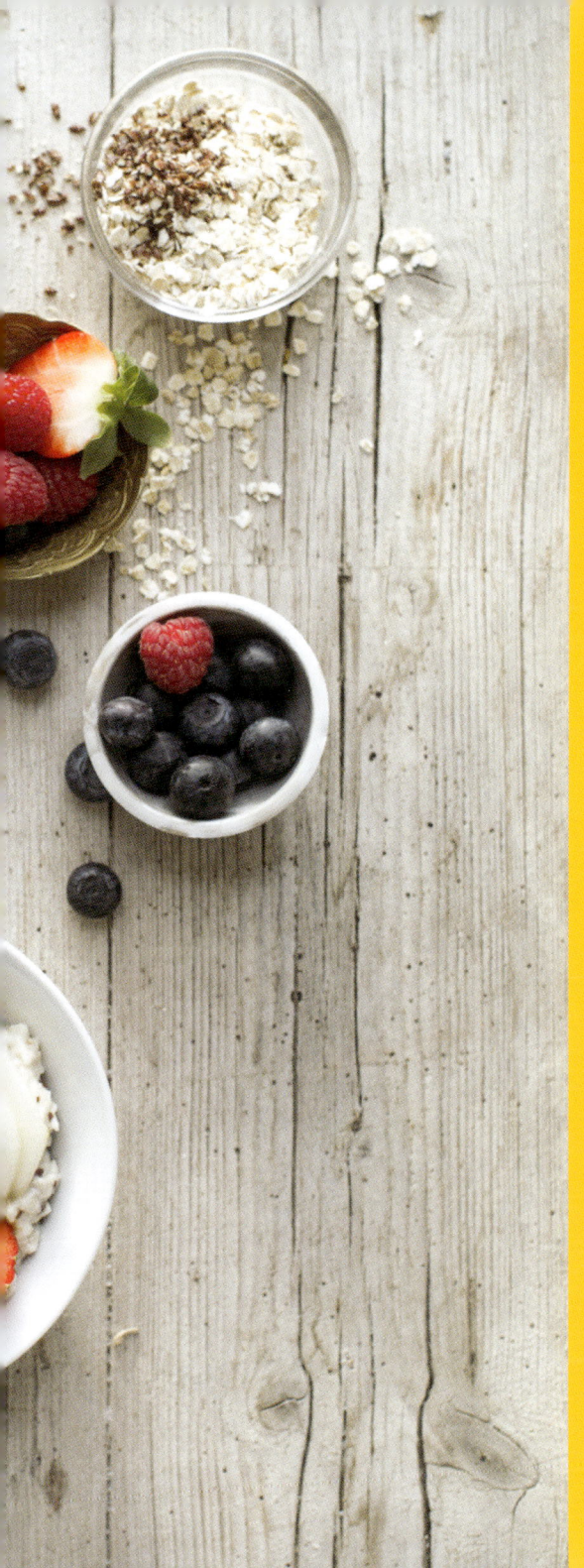

GEWOHNHEITEN UMLENKEN

Ein Umdenken in der Ernährung ist der erste große Schritt beim Abnehmen. Gesund essen kann zunächst dennoch abschreckend wirken. So abschreckend, dass viele von Anfang an die Finger davonlassen.

Es ist doch letztendlich eine Herzenssache. Und auch das Herz muss Stück für Stück an etwas herangeleitet werden. Deswegen widmen wir uns nun dem Ablegen alter Gewohnheiten.

> **GEWOHNHEITEN BILDEN SICH AUS UNSEREN TATEN, UND AUS UNSEREN GEWOHNHEITEN UND TATEN WIRD UNSER CHARAKTER.**

Ich denke es ist einfacher, ein paar Gewohnheiten umzukrempeln, als gleich den ganzen Charakter.
Hier geht es natürlich um Gewohnheiten, die das Essen betreffen. Die fünf folgenden Anwendungen sollen und dürfen Gewohnheiten werden, welche alte Gewohnheiten ersetzen. Wir sprechen hier von Gewohnheiten, weil es das Ziel ist, sich diese fünf Tipps so weit anzueignen, dass sie schließlich gewohnt werden.

Besonders bei Süßigkeitenjunkies findet diese Gewohnheit einen hohen Stellenwert. Quark stopft ungeheuer – diese Eigenschaft machen wir uns zunutze:

VOR JEDEM STÜCK SCHOKOLADE, VOR JEDER KUGEL EIS UND AUCH VOR JEDER ANDEREN „ESSENSSÜNDE", WIRD EIN ESSLÖFFEL QUARK (MAGERQUARK 0,3% FETT) GEGESSEN.

Wenn gerade kein Quark zur Hand ist, dann hilft nur der Verzicht auf die jeweilige Essenssünde – denn Belohnung gibt es nur für denjenigen, der etwas dafür tut, und in diesem Fall ist das nun einmal Quark essen. Dies soll helfen, den ein oder anderen Snack zu überdenken und eventuell den Konsum durch die zusätzlich anfallende Mühe zu mindern.

Zudem fördert der Quark den Fettabbau und liefert sehr viel Eiweiß, das zum einen für den Aufbau einer stahlharten Muskulatur notwendig ist und zum anderen durch seine hohe Thermogenese bereits während der Verdauung behilflich ist, Fett zu verbrennen.

Alternativ (die meiner Meinung nach bessere Option): Statt etwas Süßes zu essen, bereitest du dir Quark, je nach deinem Belieben, schmackhaft zu und nimmst diesen als Süßigkeitenersatz. Mit einem Teelöffel Honig, ein paar Nüssen und Früchten (deiner Wahl) ist der Quark an dieser Stelle eine super gesunde Alternative zu den Süßigkeiten. (Übrigens: Wenn du mal einen Hype auf Schokolade hast, kannst du Rohkakaopulver mit Wasser und Milch – alternativ fettarme Milch – sowie etwas Birkenzucker oder Agavendicksaft aufkochen. Schmeckt superlecker und dein Körper bekommt die guten Inhaltsstoffe des Kakaos ganz ohne Zucker.)

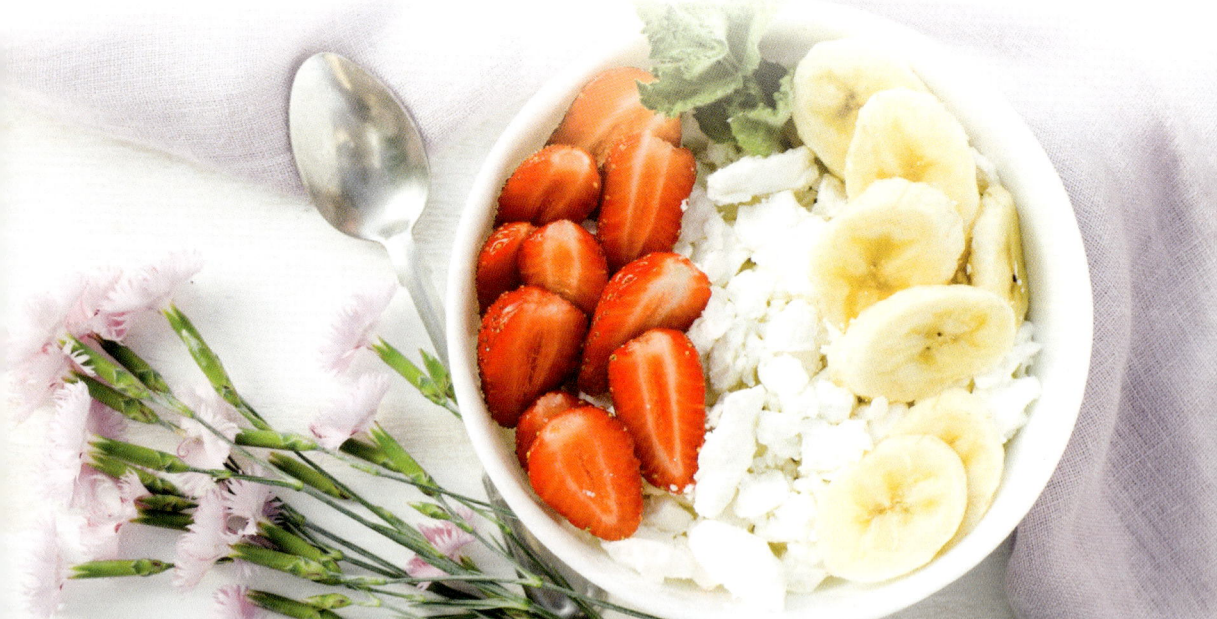

Softdrinks, Limonaden und auch überzuckerte Säfte sind tabu. Das klingt für viele sehr hart und bestimmt undenkbar. Rechnet man sich allerdings einmal die Kalorien hoch, welche solche Getränke beinhalten, dann wird schnell klar, dass man allein mit dem Verzicht darauf bereits einen riesengroßen Schritt nach vorne macht. Im Gegenzug könnte man sich durch die eingesparten Kalorien mit einer guten Mahlzeit belohnen.

Wer denkt, dass er sich mit Säften etwas Gutes tut, irrt sich meistens. Im Großen und Ganzen kommt der Zuckeranteil hier schnell an den von Cola oder Limonade heran. Wenn, dann selber machen! Es gibt unzählige Variationen von Smoothies und Säften, die man selbst kreieren kann, ein gutes Beispiel:

BANANEN – ORANGEN – GRAPEFRUIT – SMOOTHIE

Dazu nimmst du zwei Bananen, den Saft von drei ausgepressten Orangen und einer Grapefruit. Alle Zutaten kommen in den Mixer und können, je nach Bedarf, mit Wasser etwas flüssiger gemacht werden. Fertig ist der Smoothie, und das mit geringem Aufwand. Der Vorteil ist, dass du genau weißt, was du da zu dir nimmst und den Geschmack sowie die Funktion des Smoothies auf deinen Wunsch abstimmen kannst.

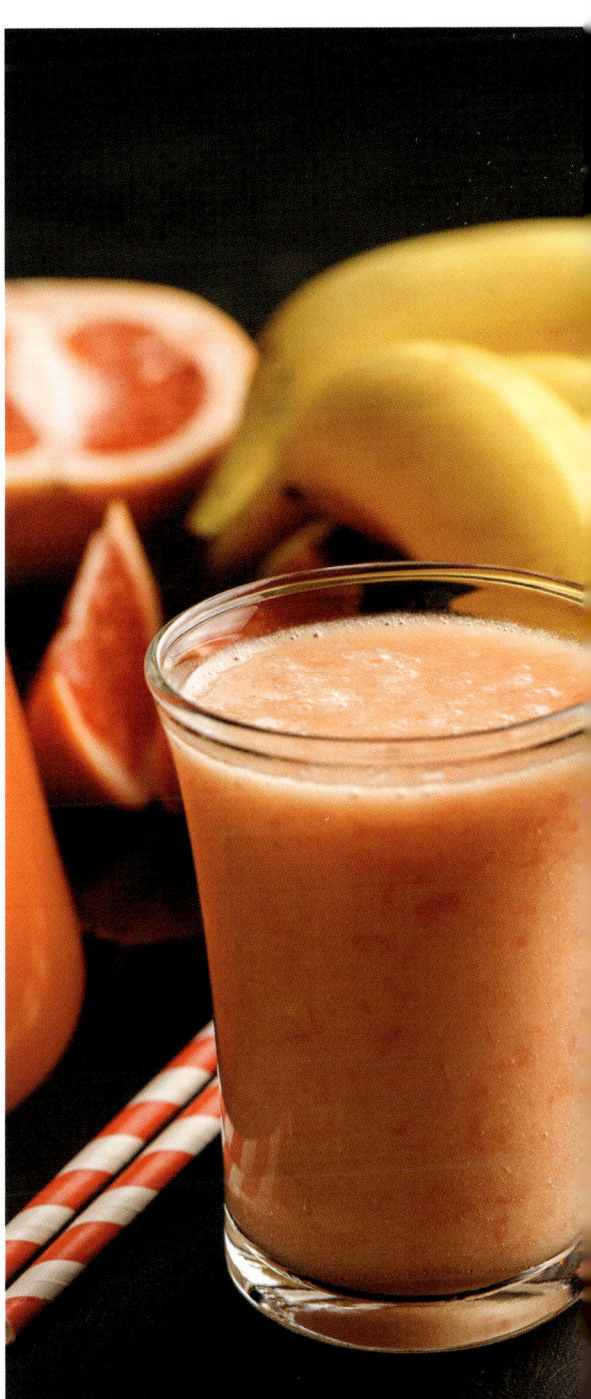

Flüssigkeit ist sehr wichtig für den Körper – immerhin bestehen wir zu 70% daraus. Allerdings nicht aus Cola, sondern aus Wasser. Diese Nichtskönner-Getränke ersetzen wir durch Wasser.

DAS ZIEL SOLL HOCHGESETZT WERDEN: DREI BIS VIER LITER WASSER AM TAG!

Am besten Leitungswasser, da Kohlensäure den Magen nur unnötig aufbläht und somit eine hohe Zufuhr sehr schwer macht. Wasser ist nicht nur überlebensnotwendig für unseren Organismus. Zusätzlich besitzt es eine Fähigkeit, die wir uns zunutze machen wollen: es verbrennt Kalorien.

BEREITS EIN LITER WASSER VERBRENNT CIRCA 100 KILOKALORIEN, BEI VIER LITERN SIND DIES BEREITS 400 KILOKALORIEN.

Auf diese Weise hilft es dir ohne große Mühe beim Gewichtsverlust.
Gerade warmes Wasser kann morgens, direkt nach dem Aufstehen, einen guten Beitrag zum Abnehmen leisten. Denn warmes Wasser am Morgen bringt den Stoffwechsel ohne Beifügung von Energie (Kalorien) in Schwung. Zusätzlich zum Stoffwechsel werden durch warmes Wasser sowohl der Kreislauf, als auch die Körpertemperatur angeregt.

WER ZU WENIG TRINKT, LEIDET AN DEHYDRATION – DIES FÜHRT UNTER ANDEREM HÄUFIG ZU ÜBLEN HEISSHUNGERATTACKEN.

Aber eigentlich hat der Körper Durst, keinen Hunger. Wir verwechseln nur „das Gefühl".

Um diese Fressflashs zu verhindern, wird von nun an fleißig Wasser getrunken.
An dieser Stelle muss man sagen, dass das Ziel von drei bis vier Litern Wasser zunächst einmal willkürlich ist. Wer es genau nehmen möchte, sollte pro Kilogramm Körpergewicht 30 bis 40 Milliliter Wasser zu sich nehmen. Ein 100 Kilogramm schwerer Mensch sollte demnach zwischen drei und vier Litern Wasser trinken.
Wenn du bisher daran gewohnt warst, deinen immer wiederkehrenden Durst mit Limos und Softdrinks zu stillen, wird es für dich unter Umständen herausfordernd, diese Gewohnheiten abzulegen und von nun an nur noch „langweiliges" Wasser zu trinken. Um dem Getränk sowohl zusätzlichen Geschmack, als auch nützliche Funktionen zu verleihen, kann man ihm eine fruchtige Ergänzung hinzufügen.

ZITRONE

Zu Beginn etwas Saures, denn „sauer macht lustig". Die erste Frucht, die einem zu dem Adjektiv sauer in den Sinn kommt, wird wohl bei den meisten die Zitrone sein. Und weil diese Zitrusfrucht so lustig macht, ist sie eine optimale Ergänzung zum Wasser.

Das Fruchtfleisch hat für uns zunächst keinen besonderen Nutzen, daher ist nur der Saft interessant. Die Zitrone wird dazu halbiert und in ein Glas ausgepresst. Wem dies unerträglich erscheint, darf den Zitronensaft mit etwas Wasser panschen und dem Ganzen mittels Stevia eine leichte Süße verleihen.

ABER WIESO ÜBERHAUPT ZITRONEN?

Ganz einfach, sie sind sehr gesund! Das Zitronenwasser wirkt beispielsweise basisch auf unseren zumeist übersäuerten Körper, fördert die Verdauung und hemmt Entzündungen. Dazu versorgt es den Organismus mit Wasser, reinigt die Nieren und schützt die Gelenke. Alles Aspekte, die einen sehr hohen Stellenwert besitzen.

Die für uns wohl entscheidendsten Punkte sind aber, dass die Zitrone zum einen die Fettverbrennung ankurbelt und somit beim Abnehmen hilft, und zum anderen die Proteinsynthese und demnach das Muskelwachstum fördert.

Diese Gewohnheit schränkt die bisherigen Essgewohnheiten nicht ein, sondern ergänzt diese lediglich – so kommen wir mit einem sehr geringen Aufwand dem Ziel einen kleinen Schritt näher.

INGWER

Nicht sauer, allerdings ebenso gesund und nützlich, ist Ingwer. Wer seinem Zitronenwasser einen noch besseren Effekt und einen zusätzlichen Geschmack verleihen möchte, kann ein paar Scheiben Ingwer hinzufügen.

Die entzündungshemmende und fettverbrennungsankurbelnde Funktion des Ingwers kommt unter anderem den Muskeln und Gelenken zugute. Durch den Verzehr von Ingwer wird auch die Bauchspeicheldrüse angeregt. Die Mahlzeiten können so folglich besser verdaut und die Nährstoffe besser verarbeitet werden. Ein wirklich nützlicher Effekt, wenn es um den Gewichtsverlust geht.

EIN WEITERER POSITIVER ASPEKT VON INGWER

Man sagt ihm nach, dass er der Bildung von Krebszellen vorbeugt und sie sogar vernichtet. Zusätzlich soll er das Absterben von Gehirnzellen verlangsamen, und somit kann Alzheimer hinausgezögert werden. Mit kochendem Wasser aufgebrüht, werden die Wirkstoffe des Ingwers besser aufgeschlossen. Gib den Zitronensaft erst hinzu, wenn das Ganze bis auf trinkbare Temperatur abgekühlt ist, damit das Vitamin C erhalten bleibt. Das heiße Zitronen-Ingwer-Wasser ist gerade im Winter eine gesunde und nützliche Wärmequelle und beugt Infektionen vor.

GURKEN

Gurken sind vermutlich das Letzte, an das man denkt, wenn man sich einen abnehmfördernden Ernährungsplan zusammenstellt. Dennoch – sie verleihen dem Getränk einen guten Geschmack und bringen einige besonders positive Eigenschaften mit.

Zum einen sind Gurken reich an Antioxidantien und wirken somit Entzündungshemmend, was sich beispielsweise vorteilhaft auf eine Arthrose auswirkt. Dazu enthält die Gurke jede Menge wichtige Vitamine, unter anderem das Vitamin K, welches die Knochenbildung unterstützt und somit Alterserkrankungen, wie der Osteoporose, entgegenwirkt.

FÜR DEN ASPEKT „ABNEHMEN" WIRKT DIE GURKE VERDAUUNGSFÖRDERND UND KURBELT GLEICHZEITIG DEN STOFFWECHSEL AN.

Durch das enthaltene Kalium, welches einen hohen Wassergehalt aufweist, wird die Ausleitung von Giftstoffen aus dem Körper begünstigt und beschleunigt – mit ein Grund, wieso Gurkenwasser ein „Heilmittel" bei einem Kater ist.

Der erfrischende Geschmack des Vitaminwassers erleichtert es, mehr zu trinken und sichert die Nährstoffversorgung – gerade bei Ernährungsumstellungen (Diäten) wirkt dies Symptomen wie Müdigkeit und Knochenschwäche entgegen.

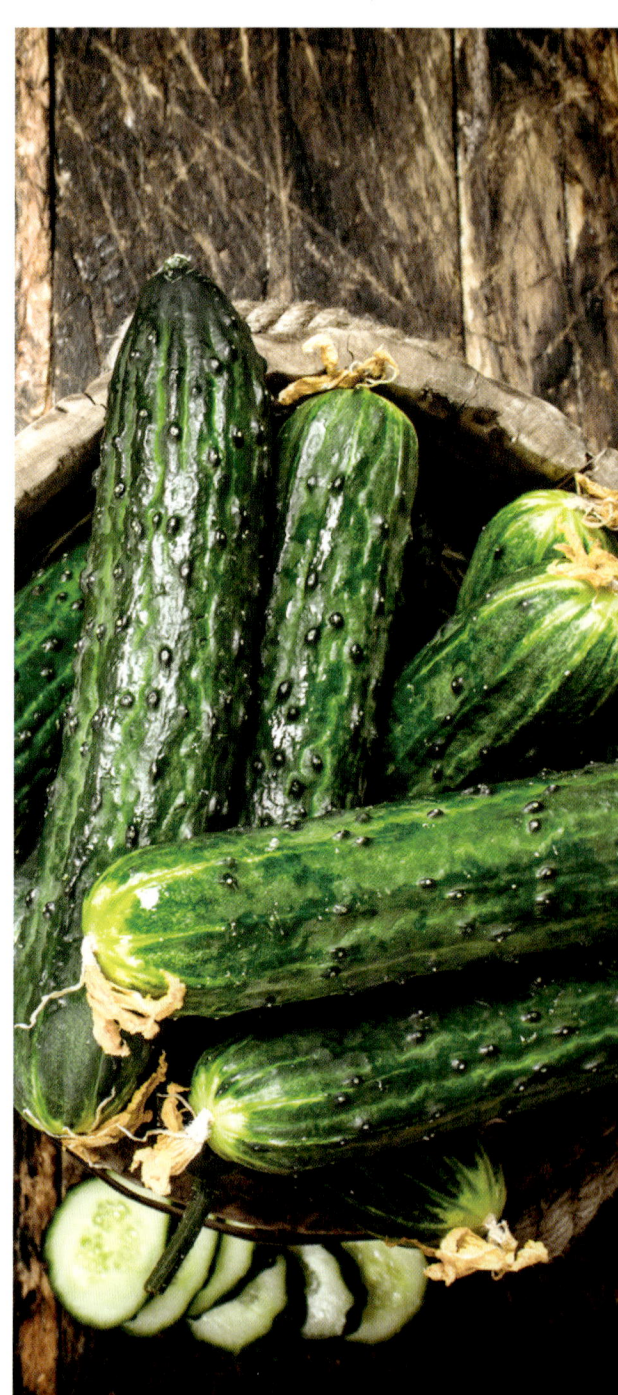

3. GEWOHNHEIT – CHILI

Sowohl Chilis, als auch Cayennepfeffer enthalten den scharfmachenden Stoff Capsaicin. Dieser steigert den Energieumsatz (das ist der tägliche Bedarf an Kalorien) und hilft somit beim Abnehmen.

HIER MACHT ES NUN SINN, JEDEM DEFTIGEN ESSEN EINE GEWISSE SCHÄRFE ZU VERLEIHEN.

Übertreiben ist überhaupt nicht notwendig, sinnvoller ist, eine Kontinuität mit scharfem Essen zu finden. Für all diejenigen, welche überhaupt keine scharfe Mahlzeit vertragen, gibt es Capsaicin als Nahrungsergänzungsmittel, beispielsweise in Tablettenform, zu kaufen. Ansonsten ist zu empfehlen, die Schärfedosierung Schritt für Schritt (je nach Verträglichkeit) zu steigern.

IN DIESEM FALL GILT NÄMLICH: MEHR BRINGT MEHR!

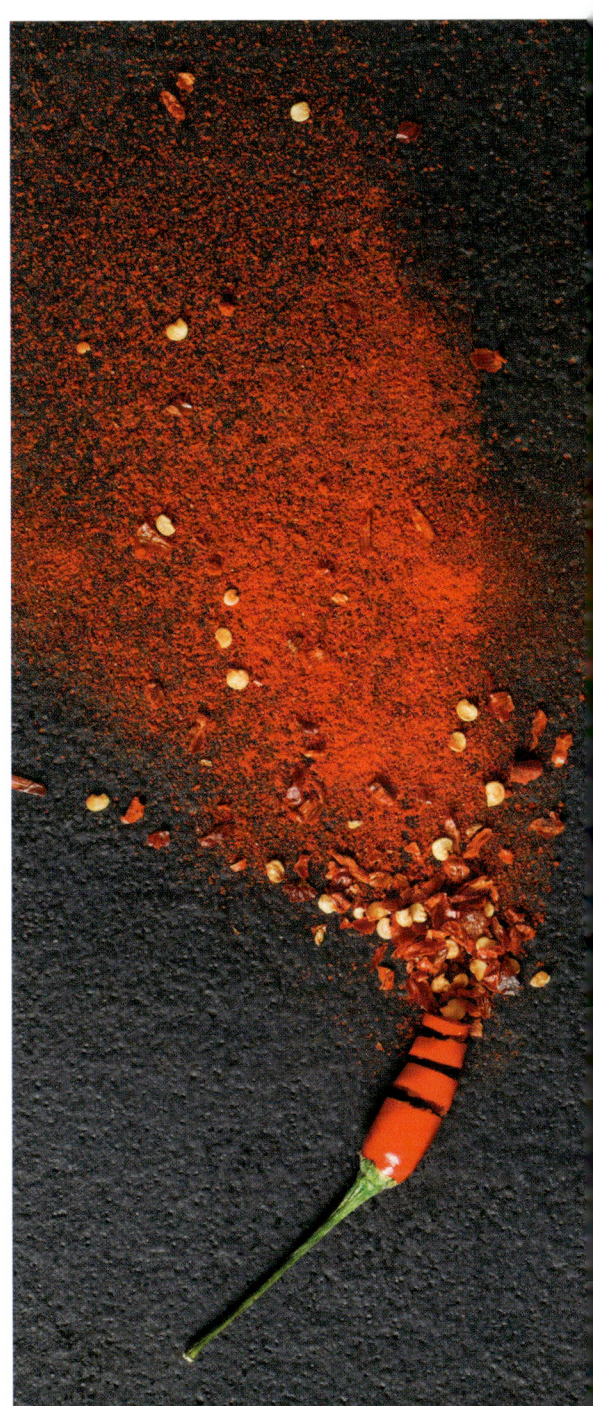

Das für mich wohl sinnvollste und beste aller Dinge, die man sich für einen gesünderen und vor allem schlankeren Lebensstil angewöhnen sollte, ist der Genuss von grünem Tee. Zugegeben, geschmacklich gibt es wohltuendere Erlebnisse als dieses. Mit der Zeit gewöhnt man sich allerdings an alles.

Wer den Tee auf naturbelassene Weise dennoch nicht herunter bekommt, hat die Möglichkeit, mit Zitronensaft dem Heißgetränk zum einen ein angenehmes Aroma zu verleihen und zum anderen die Wirkung durch die mittlerweile bekannten positiven Eigenschaften der Zitrone zu verbessern.

Lassen wir den Geschmack einmal außen vor.

DER GRÜNE TEE IST NÄMLICH EIN WUNDERMITTEL FÜR NAHEZU ALLE BEREICHE DES KÖRPERS.

Die Bedeutung der Teepflanze für die Gesundheit ist so groß, dass sie zu den wichtigsten Heilpflanzen gehört. Die gesundheitsfördernden Aspekte sind für uns natürlich ebenfalls sehr wichtig. Konzentriert man sich allerdings einmal auf die positiven Eigenschaften, welche das Abnehmen unterstützen, wird schnell klar, wieso es mehr als sinnvoll ist, den Tee als eines der wichtigsten Nahrungsmittel anzuerkennen und in den täglichen Gebrauch mit aufzunehmen.

Zum einen wirkt sich der Tee durch die minimale Anzahl an Kalorien so gut wie gar nicht auf unsere Kalorienbilanz aus, was eine beliebig zuzuführende Menge ermöglicht. Und zum anderen wirken die enthaltenen Bitterstoffe förderlich gegen das Verlangen beziehungsweise den Appetit auf Süßigkeiten und Süßspeisen – eine Eigenschaft, die den meisten mehr als nur entgegenkommt. Die Inhaltsstoffe des Tees haben dazu eine bedeutsame Wirkung auf unseren Stoffwechsel.

Ein letzter wichtiger Aspekt ist, dass pro getrunkener Tasse Grüntee circa 15 Kilokalorien verbrannt werden. Bei einer Kanne Tee hat man bereits die Kalorienanzahl eines Schokoriegels verbrannt. Hochgerechnet auf ein Jahr, hätte man durch den Konsum von fünf Tassen grünem Tee täglich vier Kilogramm Körperfett verbrannt. Berücksichtigt man die Tatsache, dass dies nur durch das Trinken eines Getränks ermöglicht wird, ist ein solches Ergebnis erstaunlich.

Im Sommer kann der Tee auch kaltgestellt als Eistee getrunken werden. Aber Achtung: Der Tee wirkt anregend. Wer empfindlich ist und noch spät am Tag davon trinkt, kann unter Umständen nachts „senkrecht im Bett stehen" – sprich hellwach sein. In zu großen Mengen kann er „hibbelig" machen, wie alle koffeinhaltigen Getränke. Auf diese Weise ist er allerdings eine super Alternative zu Kaffee. Wenn du den Koffeingehalt niedrig halten willst, gieß den Tee mit maximal 60 bis 70 Grad Wassertemperatur auf. Außerdem halte die Ziehzeit kurz, maximal 0,5 bis 2 Minuten.

Gewohnheiten bezüglich der Ernährung und auch der Bewegung in seinen Alltag einzubauen, ist sehr gut und sehr wichtig. Durch das Ergänzen von etwas Nützlichem, wie beispielsweise einem Spaziergang, wird folglich auf etwas weniger Nützliches, wie faul auf dem Sofa herumzuliegen, verzichtet – weil dafür im Umkehrschluss keine Zeit mehr bleibt. Was auch gut ist.

WENN DU ES SCHAFFST, DIESE GEWOHNHEITEN IN DEINEN ALLTAG EINZUBAUEN, IST DAS SUPER, UND DU WIRST NUR DAVON PROFITIEREN.

An der Stelle muss ich erwähnen, dass bei den genannten Gewohnheiten die Menge und das Zusammenspiel das Resultat machen. Wer lediglich anfängt, zwei Tassen grünen Tee am Tag zu trinken, wird dadurch allein selbstverständlich nicht zu seinem Wunschgewicht gelangen. Genauso wenig werden allein durch den zusätzlichen Quarkverzehr die Pfunde purzeln.

DIE MENGE MACHT ES AUS.

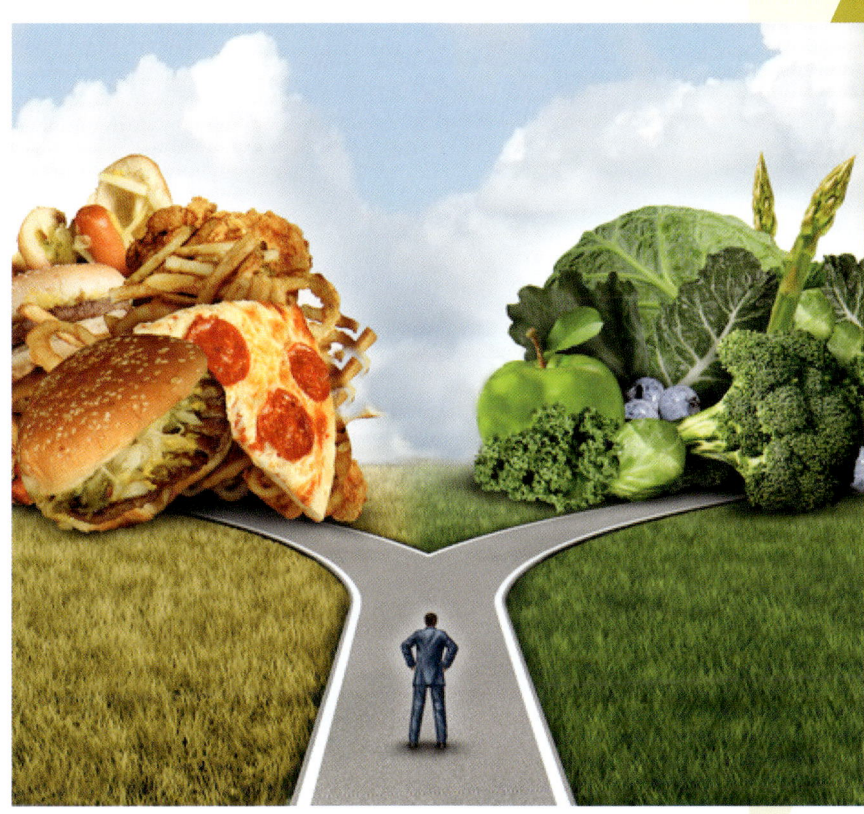

GEWOHNHEITEN

Wenn man zum Beispiel mit dem täglichen Trinken von fünf Tassen grünem Tee jährlich, circa vier Kilogramm Körperfett verbrennen kann, kommt man mit ausreichender Wasserzufuhr vielleicht schon auf acht Kilogramm. Die tägliche Zitrone und der Ingwer erhöhen die Zahl um weitere acht Kilogramm. Das wären schon 16 Kilogramm verbranntes Körperfett, und dabei sind noch nicht einmal alle Möglichkeiten aufgezählt.

Natürlich ist dies nur eine fiktive Zahl aber daran soll erkennbar sein, wie viel man allein durch die Ernährung erreichen kann. Hierbei ist die Bewegung noch gar nicht einbezogen. Rechnet man jetzt noch zusätzlich mit einer Zahl an verbrannten Kalorien, die eine tägliche 15 bis 20 Minuten lange Trainingseinheit liefert, kommt man gut auf das Doppelte an Fettabnahme.

Lassen wir die Zahlen einmal außen vor; wer mehr will, der muss mehr bringen. Durch die schöne Tatsache, dass es eben nicht nur einen Weg zum Erfolg gibt, hat man selber die Möglichkeit, das Essen und die Bewegung an die eigenen Wünsche und das eigene Belieben anzupassen.

Wie auch bei den Bewegungsgewohnheiten, sind die vier genannten Ernährungsangewohnheiten relativ leicht umsetzbar. Man muss nicht zwanghaft alle vier genannten Tipps zur Gewohnheit machen. Es geht nicht darum, dass du steif dein Programm durchziehst. Viel wichtiger ist, dass du mit Spaß und Motivation an die Sache rangehst. Das hier soll nur ein Leitfaden für einen guten und effektiven Einstieg in ein neues Leben sein.

Nach den ersten zwei Wochen wirst du bereits gute Resultate feststellen können.

UM EINEN GENAUEN ÜBERBLICK ÜBER DEREN ABLAUF ZU ERHALTEN, IST ES EMPFEHLENSWERT, BUCH ZU FÜHREN:

- Schreib auf, wann und was du isst,
- wie oft, wie intensiv und wie lange du dich bewegst.
- Schreib auf, ob du die eingeplanten Gewohnheiten durchgeführt hast
- und ob die geplante Regelmäßigkeit eingehalten wurde.

Auf diese Weise kannst du nach Abschluss des Zeitraums die Ergebnisse mit den vollzogenen Maßnahmen vergleichen. So erhältst du einen Überblick darüber, was gut und was weniger gut lief. Und vor allem, ob die durchgeführte Herangehensweise effektiv war oder man den ein oder anderen Punkt verändern und eventuell auch intensivieren muss.

Nach einer gewissen Zeit entwickelt man ein GEFÜHL für seine LEBENSWEISE und kann so leichter mit den persönlichen Gegebenheiten arbeiten.

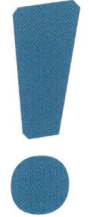

**WICHTIG!
ICH LEGE DIR ANS HERZ, DIE WAAGE ÜBER DIE GESAMTEN ZWEI WOCHEN NICHT ZU BETRETEN (NATÜRLICH ABGESEHEN VOM ERSTEN WIEGEN).**

Es ist eine weitverbreitete „Krankheit", dass man bereits nach dem ersten Tag der Umstellung auf die Waage steigt und sich von 24 Stunden anderer Lebensweise ein „Gesundsein" erhofft und fünf Kilogramm Gewicht verloren zu haben. So ein vermeintlicher Misserfolg ist nicht besonders förderlich für die eigene Motivation. Sei daher geduldig und warte, was dir nach zwei Wochen blüht.

Man muss allerdings beachten, dass die Zahl auf der Waage nicht das einzige Indiz für eine positive Veränderung ist. Wer nach ein paar Wochen, trotz bewussten Durchführens seiner Gesunden-Lebensstil-Pflichten, kaum Kilos verloren hat, sollte mal einen Blick in den Spiegel wagen – immerhin wird durch die vermehrte Bewegung Muskulatur aufgebaut. Diese hat im Verhältnis zu Fett eine höhere Dichte und wiegt somit auch mehr.

Zur Veranschaulichung: Wer fünf Kilo Fett ab- und gleichzeitig fünf Kilo Muskelmasse aufgebaut hat, wird auf der Waage keine Veränderung feststellen können. Hier ist es sinnvoll, von Anfang an, zusätzlich zur schriftlichen Dokumentation, ein paar Bilder von seinem derzeitigen Stand zu machen. Zusätzlich kannst du verschiedene Umfänge, wie Brust-, Bauch- oder Hüftumfang, mit einem Maßband messen. Vergleichst du diese nach ein paar Wochen mit deinem Spiegelbild und kannst dabei eine positive Veränderung feststellen, ist es nahezu nichtig, was die Waage anzeigt. Früher oder später wird sich auch die Anzeige der Waage an deinen Körper anpassen.

Sei allerdings ehrlich zu dir selbst und nimm die Tatsache, dass man durch aufgebaute Muskulatur an Gewicht zunimmt, nicht als Ausrede für einen eventuellen Misserfolg – denn diese Ausrede bekommt man am häufigsten zu hören. Allerdings ist die Zeit der Ausreden für uns Geschichte.

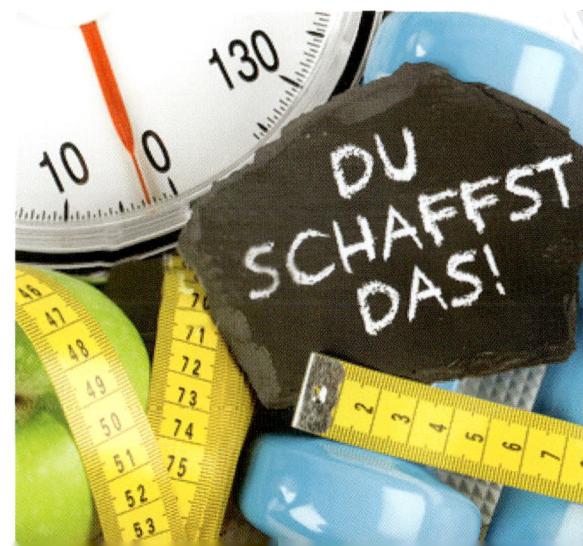

Willst du etwas Altes hinter dir lassen, solltest du auch deine alten Gewohnheiten ablegen. Bisher wurde deinem alltäglichen Leben lediglich etwas hinzugefügt. Jetzt ist es an der Zeit, deinen Essensalltag neu zu definieren. Wenn du zu viel an Körperumfang hast, ist das die Folge davon, dass du zu viel und höchstwahrscheinlich auch das falsche, ungesunde Essen konsumiert hast. Wir wollen zunächst nicht weniger essen, sondern lediglich auf dieses „falsche Essen" verzichten.

BESSER MIT DEM „VERZICHT" KLARKOMMEN

Der Begriff „Verzicht" ist oft der Grund, wieso die meisten gar nicht erst mit dem Abnehmen beginnen. Immerhin ist diesem Begriff zunächst nichts Positives abzugewinnen. Logischerweise sind es immer die Dinge, die man mag, auf die man verzichten muss – hauptsächlich auf „gutes" Essen, wie die meisten sagen würden.

Wenn man im Verzicht also als etwas Negatives sieht, dann wird man damit nicht viel Erfolg haben, weil man schnell die Freude an dem Ganzen verliert. Und wie soll man ohne Spaß langfristig an einem Projekt arbeiten?

Es ist also Zeit, den negativ belasteten Begriff „Verzicht" in etwas Positives umzudefinieren. Das macht auch jede Menge Sinn, da wir nichts weglassen, sondern lediglich etwas ändern beziehungsweise ersetzen wollen. In diesem Sinne ist Verzicht hier also fehl am Platz. „Alternativen finden" wäre an dieser Stelle um einiges praktischer und treffender.

Alternativen finden heißt also, die kontraproduktiven Dinge bezüglich Ernährung und Bewegung durch etwas zu ersetzen, das einem beim Abnehmen oder einem anderen, z.B. sportlichen, Ziel helfen soll.

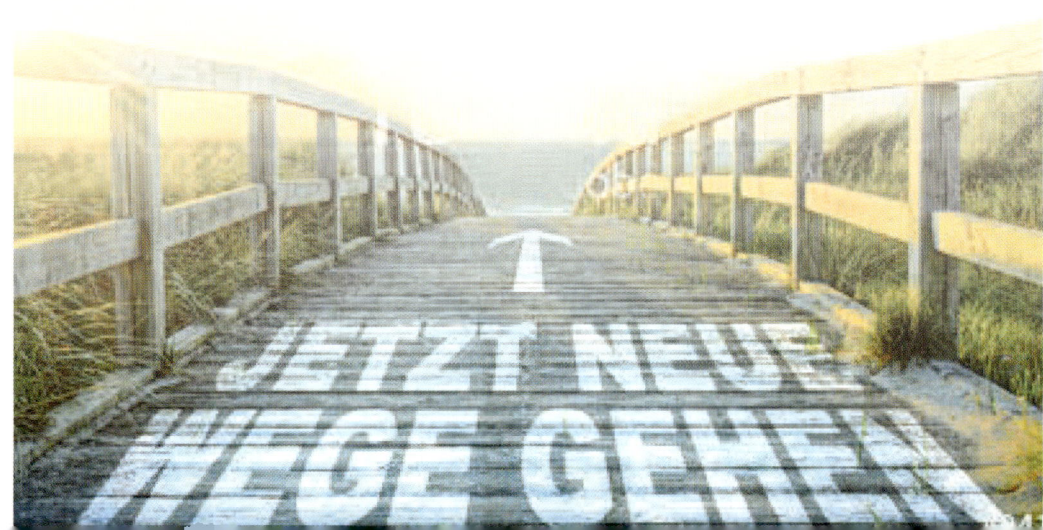

JETZT NEUE WEGE GEHEN

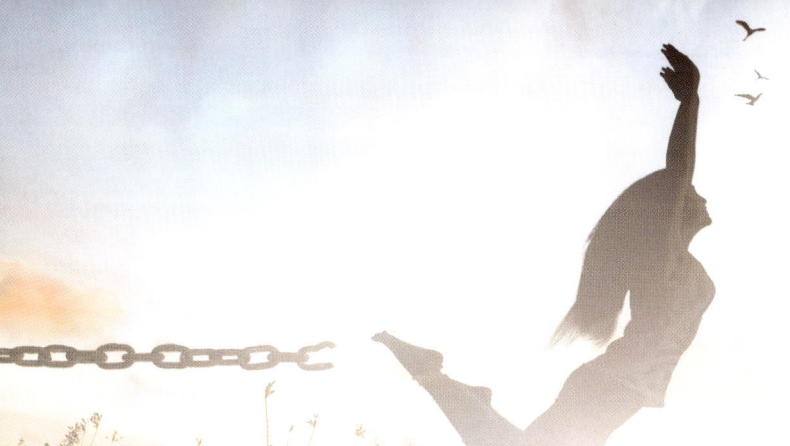

Was man nun ersetzen sollte, das stellt natürlich jeder für sich selbst fest. Ob es nun Süßigkeiten sind oder das Fast Food, jeder muss selber definieren, was ihn weiterbringt und was nicht, auch wenn das ziemlich eindeutig ist.

BEZÜGLICH DER ERNÄHRUNG HEISST ES ALSO NUN, ETWAS, DAS UNS GUT SCHMECKT, ABER NICHT GUT TUT, ZU ERSETZEN DURCH ETWAS, DAS UNS SCHMECKT UND GUT TUT.

Eine gesunde Ernährung bedeutet nicht, dass man nur noch geschmackloses Gemüse vorgesetzt bekommt. Die Anzahl der gesunden und leckeren Gerichte ist unendlich lang.

Zunächst muss man, wie bereits bekannt, wissen wo man hinmöchte – Zielsetzung! Wenn ich weiß, was ich erreichen möchte, kann ich mir darüber Gedanken machen, was ich an meiner Ernährung und meinen Essgewohnheiten ändern kann, um folglich mein Ziel zu erreichen. Nochmal: Ich verzichte nur insofern, dass ich etwas weglasse, um es durch etwas Zweckmäßigeres zu ersetzen.

Wenn ich nun beispielsweise Süßigkeiten durch Trockenfrüchte (im besten Fall Cranberries und Aprikosen), Nüsse, Obst oder Eiweißriegel ersetze, habe ich schon eine gute Bandbreite an Alternativen, die meinem Zweck dienen.

Zugegeben, hinter vielen Gerichten steckt natürlich mehr Arbeit als bei einer Pizza vom Lieferservice. Der klare Vorteil beim Selbermachen ist aber, zu wissen, was drin ist. Ich muss also nicht auf die Pizza verzichten, sondern mache sie ganz einfach selber und gestalte sie inhaltlich zu meinen Gunsten. Der Teig ist schnell selbst bereitet, ebenso die Tomatensoße; belegt wird beispielsweise mit fettarmen Schinken und Mozzarella. Fertig ist die Pizza, die kein schlechtes Gewissen bereitet.

Die Auswahl ist riesig und das Internet voll mit guten und gesunden Gerichten. Hier spielt Planung und Vorbereitung mal wieder eine wichtige Rolle. Schnelles Essen wird hauptsächlich dann konsumiert, wenn man in Eile ist und keine Zeit hat – Fertigprodukte sind die Folge. Vorkochen wäre eine alternative Lösung.

Das Fazit lautet also: Alternativen finden, gesunde und zweckreiche Möglichkeiten entdecken. Wer vorbereitet, tut sich selbst einen großen Gefallen.

WORAN MAN SCHEITERN KANN

Die ersten Schritte sind getan. Mehr Bewegung im Alltag und die Ernährung wird bereits bewusster und konsequenter. Selbst Spiegel und Waage beweisen, dass du etwas getan hast. Innerhalb kürzester Zeit kommen wir unserem Wunschgewicht ein paar gute Kilos näher. Es tut sich also etwas. Und dann – folgendes Szenario (rein hypothetisch, denn dir soll das nicht passieren!): Auf einmal (obwohl sich die Erfolge körperlich und seelisch bemerkbar machen) wird der neu eingeschlagene Weg unendlich steil. Von jetzt auf gleich bleiben wir stehen und kommen nicht mehr voran. Die Motivation bleibt trotz vorhandener Erfolge aus. Allmählich kommt die Frage auf:

„WOFÜR MACH ICH DAS EIGENTLICH ALLES?"

Die Lustlosigkeit beginnt, die Oberhand zu gewinnen. Das Essverhalten nimmt wieder alte Gewohnheiten an und sportliche Aktivitäten verlieren an Wichtigkeit. Und ehe man sich versieht, hat man nicht nur sein Ausgangsgewicht wieder, sondern noch fünf zusätzliche Kilogramm drauf.

NA TOLL – NUN WAR ALLES UMSONST!

Das gehört selbstverständlich nicht zu unserem Abnehmprogramm – zumindest nicht, wenn alles nach Plan läuft. Aber gerade, weil es das ist, woran viele Abnehmende scheitern, ist es sehr wichtig dieses Thema zu analysieren. Es ist besser, sich schon vorab mit eventuellen „Gefahren" zu beschäftigen, um so vorzubeugen und gar nicht erst in eine solche Situation zu gelangen.

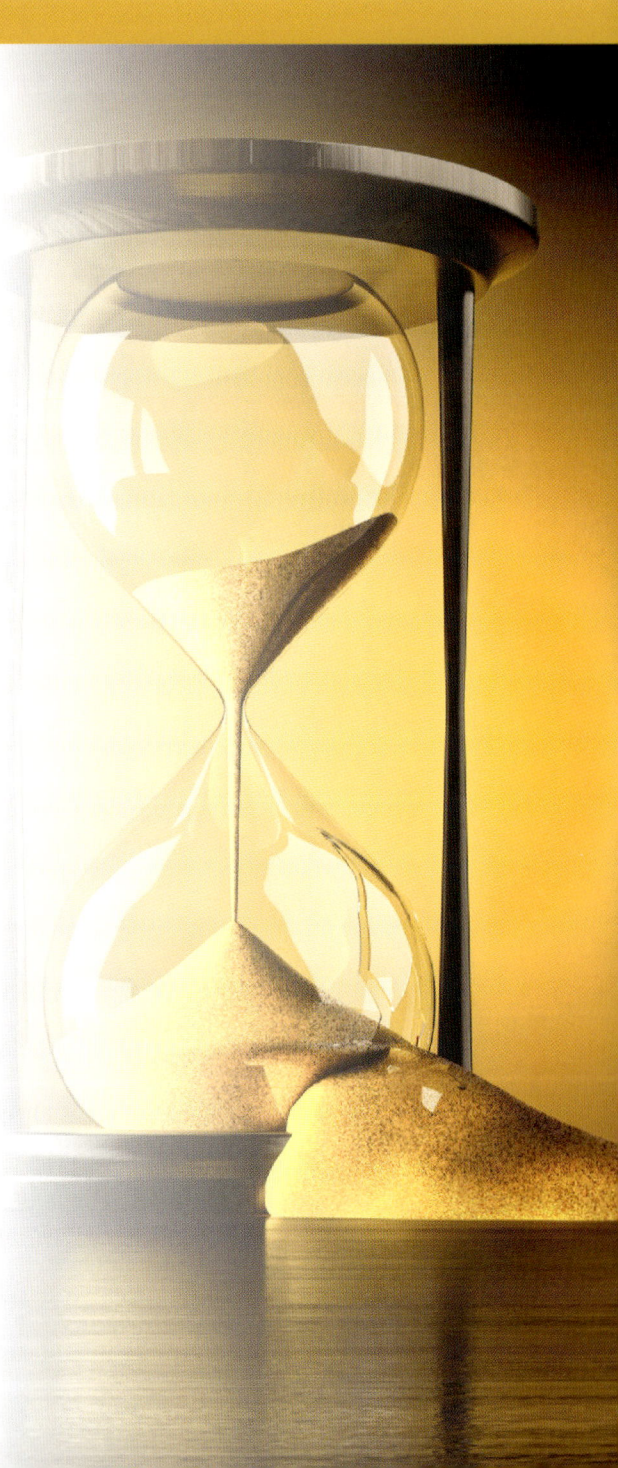

WAS KANN UNS VOM WEG ABBRINGEN?

Gerade weil viele zu Beginn gute Resultate aufweisen, ist es augenscheinlich unerklärlich, wie man seine Erfolge plötzlich wegwirft. Um zu verstehen, wie es dazu gekommen ist, muss man einmal versuchen, sich in die Lage eines Menschen zu versetzen, der in eine solche missliche Situation gerutscht ist.

1. DU MACHST DIR SELBST ZU VIEL DRUCK

Einer der häufigsten Gründe ist die Tatsache, dass man sich selbst zu viel Druck macht:

ES MUSS SCHNELL GEHEN, RESULTATE MÜSSEN HER!

Durch diese Zwanghaftigkeit fordert man zu schnell zu viel von sich selbst und erwartet oftmals Erfolge, die über das Machbare hinausgehen. Dass das nur kurzfristig gut gehen kann, ist absehbar. Hier bleibt nur zu sagen:

IN DER RUHE LIEGT DIE KRAFT.

Wie bereits im Kapitel „Zielsetzung" erwähnt:

„SETZ DIR REALISTISCHE ZIELE!"

Wer lange Zeit übergewichtig war, hatte lange genug mit den Strapazen der Kilos zu kämpfen und darf nun auch ein wenig geduldig mit sich selbst sein.

Man darf schon Erwartungen an sich selbst stellen, es dürfen auch ruhig Ziele gesetzt werden, die über der eigenen Vorstellungskraft liegen. Nur muss man geduldig und nachsichtig mit sich sein und seiner Sache dabei treu bleiben.

Zusätzlich verliert man mit Zwang, also dem Gefühl Leistung erbringen zu müssen, die Freude an der Sache.

WER WIEDERUM NICHT MAG, WAS ER TUT, WIRD ES AUCH NICHT GUT MACHEN KÖNNEN.

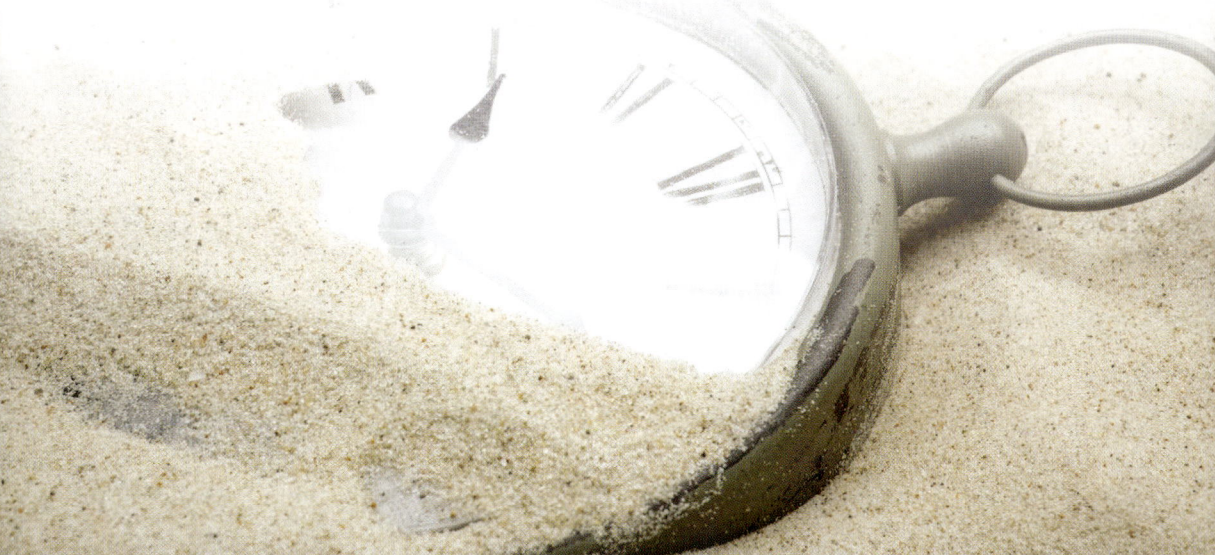

2. DRUCK VON AUSSEN

Zusätzlich zu dem Druck, den man sich selbst macht, gibt es den von außen. Zum Beispiel durch Lob von Freunden, Familie oder eventuell vom Partner – Menschen, die es in der Regel nur gut mit einem meinen. Dennoch kann Lob für viele auch als Druck aufgenommen werden – immerhin soll dieses Lob auch weiterhin nicht ausbleiben! Hier beginnt der Teufelskreis. Wichtig ist, dass man mit sich selbst und dem Erreichten zufrieden ist und sein Wohlbefinden nicht von der Meinung anderer abhängig macht, egal ob diese positiv oder negativ ist.

3. AUSBLEIBENDE MOTIVATION

Neben Problemen, die man sich mehr oder weniger selbst macht, gibt es noch die Sache mit der plötzlich ausbleibenden Motivation. Aber woher kommt so etwas? Immerhin hat alles so gut begonnen. Nach einem so steilen Aufstieg, der prima lief und vielversprechend war, ist die Laune nun plötzlich total im Keller – wieso? Das Ausbleiben konstanter Motivation kann viele Gründe haben. Um dauerhaft motiviert zu bleiben, dürfen die Erfolgsmomente keinesfalls ausbleiben! Die ersten paar Wochen wird das auch meistens nicht der Fall sein, da gerade zu Beginn bei vielen Abnehmenden die besten Resultate erzielt werden. Hat nun beispielsweise eine Person mit 180 Kilogramm innerhalb kürzester Zeit 30 Kilo abgenommen, ist das nicht unüblich.

Problematisch wird es erst dann, wenn erwartet wird, dass die nächsten 30 Kilo genauso „einfach" runtergehen. Das Gewicht kann nun erst einmal stagnieren, und es tut sich zunächst gar nichts mehr – muss nicht, kann aber! Hier steigen viele aus, da ihr Programm, ihrer Meinung nach, offensichtlich überhaupt nichts bringt. Das wiederum ist natürlich völliger Blödsinn, da bereits enorme Fortschritte gemacht wurden.

Man darf sich also in einer solchen mentalen Tiefpunktsituation ruhig an seine bisherigen Erfolge erinnern.

Wenn man diesen Punkt erreicht hat, an dem auf die gewohnte Art und Weise nichts mehr geht, ist es sinnvoll, sein bisheriges Programm einfach zu überdenken und wenn nötig an die neue, derzeitige Situation anzupassen.

▶ PLANUNG IST ALLES

Um gar nicht erst in eine solche Situation zu gelangen, erinnern wir uns an das Kapitel der Zielsetzung zurück. Hier war die Rede davon, sein Programm bereits im Voraus vorzubereiten und Abwechslung einzubauen. Das beugt Langeweile vor und, was noch viel wichtiger ist, dem Motivationstief, durch das wir anfangen, die Sache schleifen zu lassen.

4. GELÜSTE

Die zuvor genannten Gründe sind mehr oder weniger psychischen Ursprungs. Was aber wenn nicht der Kopf, sondern der Körper das Problem darstellt – besser gesagt der Magen!

Der Magen ist nun Sinnbild für den Hunger und die Gelüste. Es sind mittlerweile mehrere Wochen vergangen, in denen bewusste Ernährung eine bedeutende Rolle spielt. Mal gelingt es besser und mal schlechter, aber im Großen und Ganzen kannst du dich ganz gut zusammenreißen und dein Ding in Sachen „bewusstem Essen" durchziehen.
Gelüste auf Süßes oder beispielsweise eine riesige Pizza stellen uns dennoch immer wieder ein Bein. Was also, wenn man einmal darüber stolpert und der Versuchung nachgibt?
Das ist zunächst noch kein Drama. Schlimm wird es erst, wenn man sich nach einer Niederlage gegen den inneren Schweinehund, wie zum Beispiel in Form einer Fertigpizza, aufgibt, weil man glaubt, „Jetzt ist sowieso alles zu spät! Jetzt kommt's auf ein Stück Torte und ein Eis auch nicht mehr an." Und schon geht das unkontrollierte Futtern los.

▶ GÖNN DIR WAS – ABER GEPLANT

Auch hier ist „Planung" das Zauberwort. Wenn man sich nun einmal oder optional auch zweimal pro Woche eine Schummel-Mahlzeit einplant, kann man am Vortag mit dem Verzicht auf eine gewisse Kalorienmenge den negativen Folgen schon „vorbeugen". Zusätzlich weiß man im Voraus, wie viel man sich selbst erlaubt und ab wann es reicht. Die wöchentliche Pizza oder der Burger kann hier als Belohnung für das Erreichte eingesetzt werden.
Ein strikter Verzicht ist also überhaupt nicht nötig; wichtig ist lediglich, dass man vorausschauend plant, um nicht in eine solche Situation zu gelangen.

▶ WIDER DEN SCHLENDRIAN

Wenn man sich jedoch zu oft belohnt, ohne es „verdient" zu haben, kann das sehr schnell darin enden, dass man die Motivation verliert, etwas für die Belohnung aufzubringen. Schon reißt der Schlendrian ein, der die Sache nicht mehr so ernst nimmt.
Wer sonntagabends vor dem Fernseher sitzt und sich eine Pizza reinschiebt, ohne vorher dafür „gespart" zu haben, wird sich zu hundert Prozent noch zehnmal schlechter fühlen, als ohnehin schon. Deswegen ist es wichtig, auf die Belohnung hinzuarbeiten, denn der Geist wird dich mehr belohnen als eine Pizza.
Wer ohne Belohnung auskommt, wird davon natürlich profitieren, aber gelegentlich das zu essen, worauf man Lust hat, wird letzten Endes kein Beinbruch sein, wenn es beim Gelegentlich bleibt.

▶ DEIN KÖRPER HAT DURST

Tipp: Ein sogenannter „Fressflash" ist oft die Folge von Dehydration. Hier gilt also vorbeugen und stets genug Wasser zu trinken, um eine solche Eskalation zu vermeiden. Das große Durstgefühl tritt nämlich erst ein, wenn der Körper bereits unterversorgt ist. Daher ist häufiges Trinken sehr wichtig.

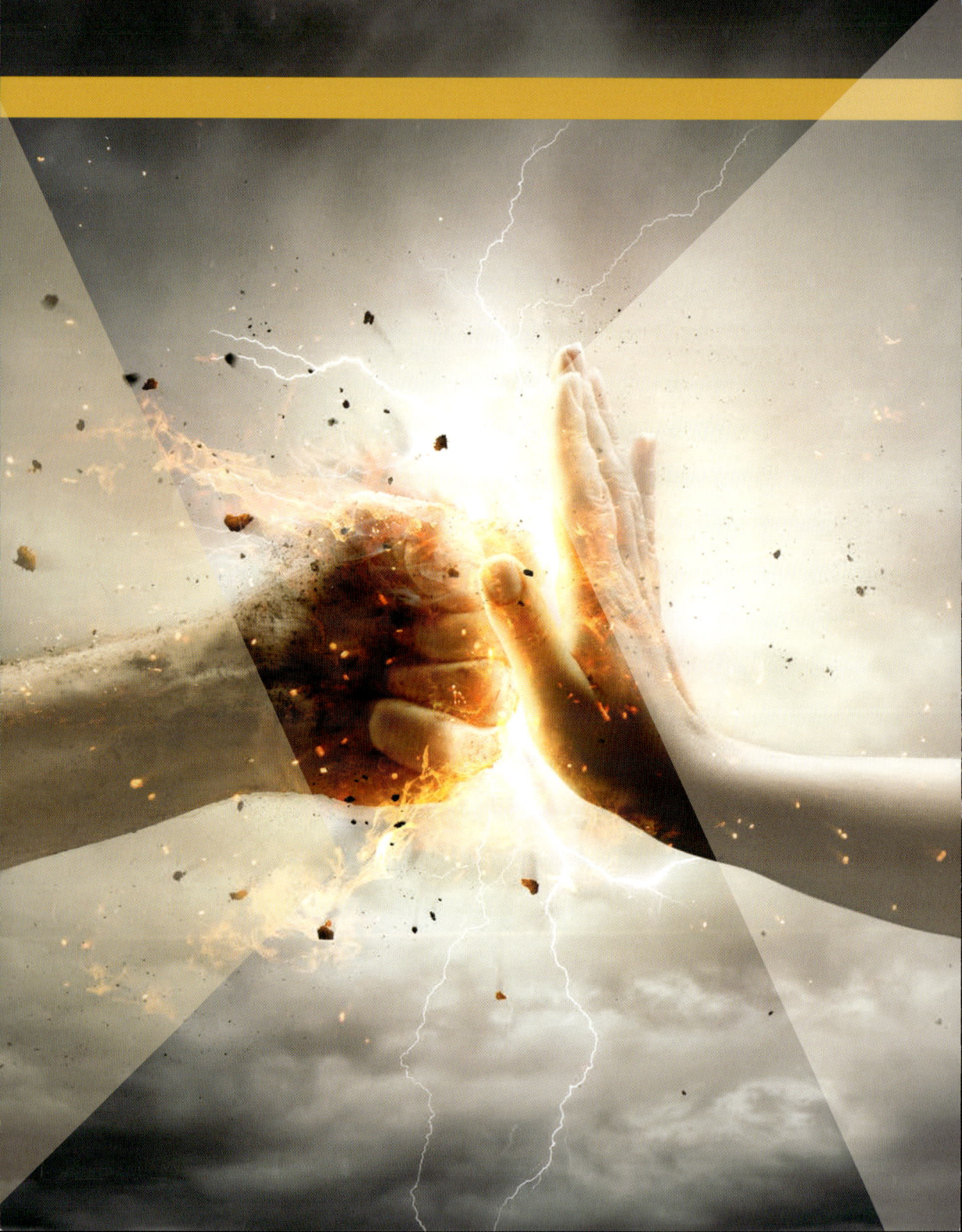

5. DAS UNPLANBARE

Es kann natürlich immer vorkommen, dass eine unvorhergesehene Situation eintritt. Alles kann man nicht mit einplanen. Zum Beispiel gewisse unerwartete Zwischenfälle, wie Unfälle, welche zeitweise die Bewegung einschränken.

Hier gilt es, umgehend zu handeln. Wenn zum Beispiel die Bewegung eingeschränkt ist, ist es empfehlenswert eben mehr mit der Ernährung zu steuern.

▶ UND WENN NICHTS MEHR GEHT?

Wenn wochenlang nahezu gar nichts runtergeht, durchdenke dein Programm. Wer nach einiger Zeit null Resultate erzielt hat, hat entweder total falsch geplant oder es aber nicht ernst genug genommen – von nichts kommt nichts.

Fang an einem solchen Punkt nicht an, mit Ausreden zu taktieren, und schiebe die Tatsache des Nicht-Abnehmens nicht auf eine scheinbar schlechte Veranlagung. Wer ein Ziel vor Augen hat, muss auch manchmal den inneren Schweinehund überwinden. Handtuch werfen? Du nicht!

Nun, alles schön und gut! Die Theorie hinter dem Ganzen ist gut und funktioniert, nur hin und wieder sieht die Realität anders aus.

Was, wenn man sein Programm von vorne bis hinten durchplant und sich sogar einen Notfallplan für den Fall der Fälle mit einbaut und dennoch scheitert?
Was, wenn man Alternativen eingebaut hat, sich aber dennoch die Frage nach dem Sinn des Ganzen stellt?

Um bei der Wahrheit zu bleiben, an diesen Punkt kommt früher oder später jeder. Egal wie fortgeschritten man ist und egal wie viele Erfolge man vorzuweisen hat, dieses Gefühl wird auftreten. Selbst bei erfolgreichen Sportlern kommt es vor, dass sie sich während einer harten Trainingseinheit die Frage stellen, ob sich das alles lohnt, oder ob es nicht besser wäre, das Handtuch zu werfen und aufzuhören.

An so einem Punkt, an dem alle Stricke zu reißen scheinen, gibt es leider nicht die Pauschallösung, denn jeder tickt anders. *Leider scheitern hier etliche, trotz geleisteter Arbeit und Mühe. Aber du nicht!*

Für dich ist es jetzt wichtig, dich daran zu erinnern, wozu du dich auf diesen Weg begeben und den ganzen Aufwand auf dich genommen hast.

Verliere nie dein genau definiertes Ziel aus den Augen! Du kannst dich immer und immer wieder neu inspirieren lassen.

Suche wieder die Ruhe und Inspiration und warte nicht, bis sie dich findet. Versetz dich zurück zu dem Moment, als du die Entscheidung getroffen hast, dass du der werden willst, der du wirklich bist, ohne den Speckmantel, der deine wahre Persönlichkeit verdeckt.

Komm hervor! Leg ab, was nicht zu dir gehört! Schau, wer darunter ist! Werde echt! Sei wahr! Das ist jeden scheinbaren „Aufwand" wert.

In Wirklichkeit ist es gar keine Mühe. Es ist ein Loslassen und Hinter-sich-Lassen von dem, was sowieso nicht wahr ist. Du bist du – und du wirst dich entdecken! Du wirst dich entwickeln! Deine äußere Gestalt wird sich deiner wahren Persönlichkeit angleichen.

Welcher Vogel auch immer kommt, sich in deinen Gedanken einnisten und dir etwas vorlügen will: Hör nicht auf ihn! Gib ihm eins auf den Schnabel! Wenn es nötig ist, nimm den Baseballschläger! Aber lass ihm nicht den Triumph! Du bist stärker und entdeckst deine wahre Stärke in dir!

DAS PERFEKTE ICH

„Man kann niemals den perfekten Körper erreichen, wenn man nicht mit sich selbst im Reinen ist."

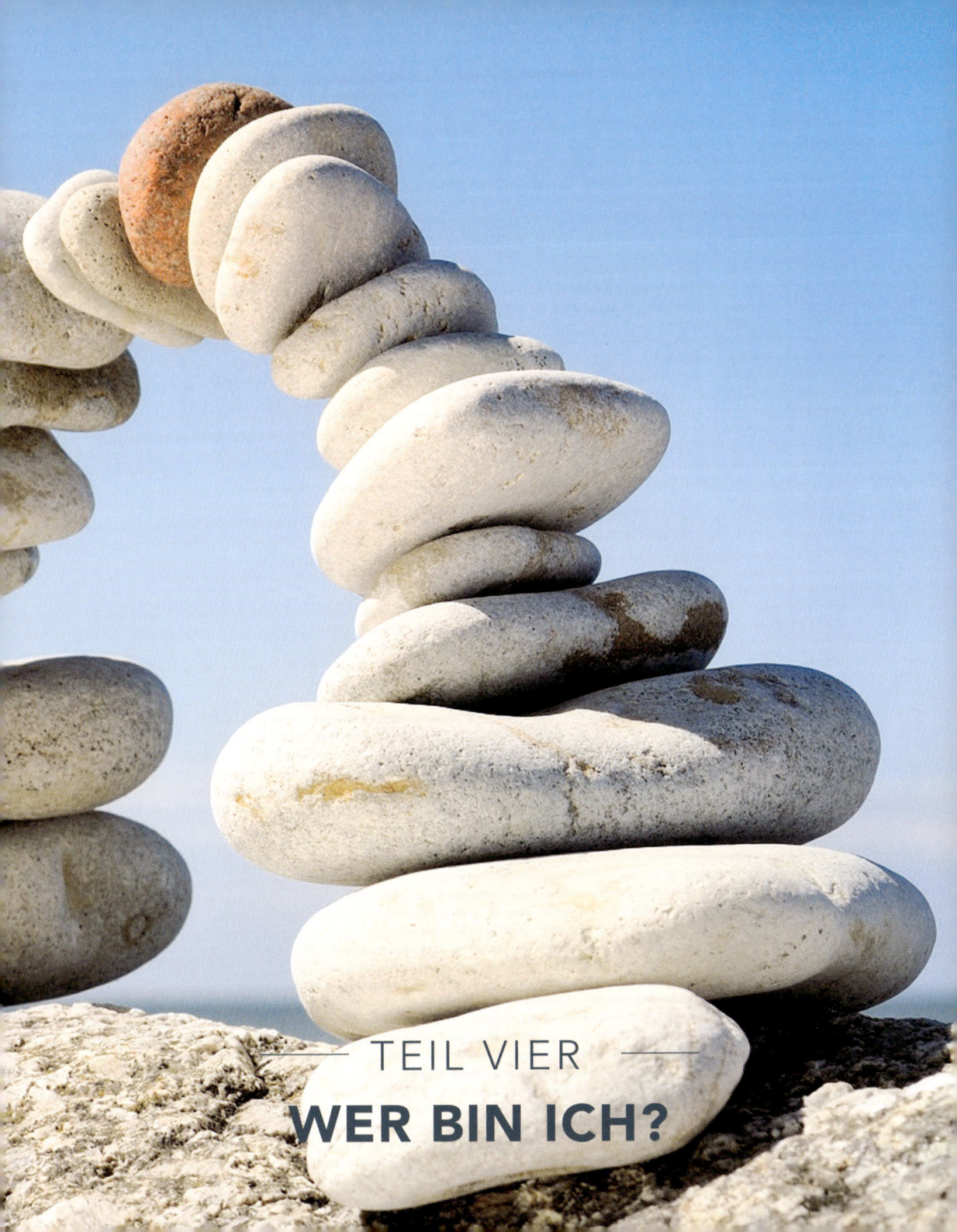

TEIL VIER

WER BIN ICH?

Das Abnehmen ist natürlich ein längerer Weg, manchmal mag er mühselig erscheinen.

Von dem Punkt, an dem man sich inspirieren lässt, eine Veränderung anzustreben, bis dahin, dass man die ersten Schritte in die Tat umsetzt, gehört bereits einiges an Mut und Herzblut. Man muss es schon wirklich wollen.

Besonders für Menschen, die lange Zeit übergewichtig waren und mit den Folgen zu kämpfen hatten, ist eine solche Veränderung herausfordernd. Eine Reise ins Ungewisse sozusagen – allerdings mit dem Ziel, den alten Körper zu verlassen und in eine neue, schlankere Variante hineinzuschlüpfen.

DER KÖRPER IST – ALS UNSERE ÄUSSERE HÜLLE – AUCH EIN SPIEGELBILD DER SEELE: DEM ZUSTAND UNSERES HERZENS.

Wenn du dich mit deinem Körper beschäftigst und dich seines Zustands bewusst machst, solltest du nicht vergessen, wieso dein Körper so ist, wie er ist. Bedenke die Gründe, aus denen du alles in dich hineinfrisst oder hineingefressen hast. Und erinnere dich Tag für Tag daran, wozu du dein altes ICH verlassen wolltest und den Weg der Veränderung eingeschlagen hast.

Nach einiger Zeit (bei den einen dauert es länger, bei den anderen wiederum weniger lang – gib dir die Zeit) ist der Punkt erreicht, an dem du von dir selbst behaupten kannst und behaupten solltest, dein Ziel erreicht zu haben. Hier ist die so oft erwähnte Definition des Ziels und die dazugehörige Zielsetzung besonders wichtig! Erst, wenn dein Ziel konkret definiert ist, kannst du an den Punkt kommen, an dem du es erreichen wirst.

SOWEIT SO GUT … DOCH WIRD DIR DAS REICHEN?

Das primär angestrebte Ziel war, die überflüssigen Fettpolster zu verlieren, das zweite Ziel war, beziehungsweise könnte gelautet haben: Einen sportlich-muskulösen Körper zu erreichen. Nun, selbst wenn du das sekundäre Ziel ebenfalls erreicht hast – zurück zur eigentlichen Frage – wird dir das reichen?

WANN IST EIGENTLICH DER PUNKT ERREICHT, AN DEM DU MIT DEINEM KÖRPER ZUFRIEDEN BIST?

Wann fühlst du dich wirklich voll und ganz wohl in deiner eigenen Haut?

Die meisten jungen Männer träumen von einem schönen Körper – muskulös, stark, dynamisch – so wie der von Jean-Claude Van Damme. Van Damme wurde 1988 mit dem Film „Bloodsport" berühmt. Und was die meisten wahrscheinlich nicht wissen, ist die Tatsache, dass der belgische Kampfsportler und Schauspieler mit einer bipolaren Störung zu kämpfen hat – er ist manisch-depressiv. Diese bipolare Störung hat er, wie er selbst sagt, oft versucht durch Training zu kompensieren. Das gelang ihm allerdings immer nur für eine gewisse Zeit. Er sagte, dass, wenn er ein paar Tage nicht trainieren könne, er total am Boden sei und ihn nichts aufheitern könne.

Was nutzt nun all der Erfolg und vor allem: was nutzt einem letzten Endes auch der „perfekte" Körper, wenn man mit sich selbst zu hadern hat? Wenn man nicht mit sich zufrieden ist und ständig nach Anerkennung ringen sowie sich selbst beweisen muss?

Im zweiten Kapitel war die Rede davon, dass man den perfekten Körper niemals erreichen kann, wenn man nicht mit sich selbst im Reinen ist. Wie oft ist es schon passiert, dass übergewichtige Menschen abgenommen haben und gleich darauf ins andere Extrem gefallen sind. Bei den einen hat das Abnehmen kein Ende mehr gefunden und sie landeten in der Magersucht, andere wiederum haben sich mehr und mehr in ein Schönheitsideal hineingesteigert – sie landeten zum Beispiel in der endlosen Muskelsuche, im Bodybuilding.

Versteh mich hier nicht falsch, Bodybuilding ist eine super Sache. Es ist ein tolles Gefühl, wenn man schwere Eisen bewegen kann und im Laufe der Zeit auch körperliche, muskuläre Fortschritte erkennen kann – der Sport an sich ist nur zu empfehlen. Gefährlich wird es allerdings, wenn man sich selbst nur noch über seine eigene Leistung und sein Aussehen definiert – das berühmte „um Anerkennung Ringen". Bodybuilding oder Fitnesssport im Allgemeinen sind gute Beispiele zum Thema:

MAN KANN NIEMALS DEN PERFEKTEN KÖRPER ERREICHEN, WENN MAN NICHT MIT SICH SELBST IM REINEN IST.

Nie hat dieser Sport einen so großen Anklang in der Gesellschaft gefunden, wie zurzeit – hat sich schon einmal jemand gefragt, wieso das eigentlich so ist? Gerade jetzt, wo Selbstsucht, Maßlosigkeit, Depression und Burn-out den Alltag vieler bestimmen ...

WORÜBER DEFINIERST DU DICH?

Was ist nun mit dieser Aussage gemeint? Es gibt doch viele Athleten, die einen perfekten Körper haben, beziehungsweise, es gibt auch Nicht-Athleten, die den perfekten Körper schlechthin haben – natürlich ist die Definition von einem „perfekten" Körper hier reine Auslegungssache.

Im Bereich des Kraftsports allerdings wird die Definition schon denkbar schwerer. Wann genau ist der Punkt erreicht, an dem sich ein Athlet sagt, dass er zufrieden ist? Wie viel mutet man sich denn selbst zu?

WER MIT SICH SELBST, ALSO DEM ICH, NICHT ZUFRIEDEN IST, DER WIRD DOCH AUCH NIE MIT SEINEM KÖRPER ZUFRIEDEN SEIN.

Der wird vielleicht an den Punkt gelangen, dass er sein Ziel erreicht, doch wird das genug sein?

Ziele setzen und geradlinig auf sie hinzuarbeiten, ist selbstverständlich wichtig. Doch, wenn man seine Identität über seine Leistung definiert, kann man nur so lange bestehen, wie man genau diese Leistung und diese Erfolge vorweisen kann.

Was ist, wenn du dein Ziel erreicht hast – ein muskelbepackter, schlanker Körper, für den du hart gearbeitet hast und aufgrund dessen du das Ansehen anderer Leute gewinnst? Ein Körper, der dich möglicherweise in neue Kreise, ein „neues" Leben und vielleicht zu einer neuen Frau gebracht hat.

WAS IST, WENN DU DURCH KRANKHEIT, DURCH VERLETZUNG ODER DURCH DIE FOLGEN DES ALTERNS DIESEN KÖRPER NICHT MEHR IN DIESER FORM HALTEN KANNST?

Der Sport, besonders der Kraftsport, ist eine sehr undankbare Sache – innerhalb kürzester Zeit verlierst du das, was du dir jahrelang antrainiert hast. Muskulatur bildet sich viel schneller zurück, als sie aufgebaut ist. Dann bist du nicht mehr der Typ mit den dicken Oberarmen und auch nichtmehr derjenige, der den besten Sixpack vorweisen kann. Dann wird nicht nur die Muskulatur schwinden – das wäre hier ja vermutlich noch das kleinste Problem. Du wirst alles verlieren, was du an das Ausmaß deiner körperlichen Leistungen und Erfolge gebunden hast.
Wenn du dich nur durch deine Leistungen identifizierst, verlierst du folglich deine ganze Identität, egal, ob das die Anerkennung von anderen ist oder dein Selbstwert, den diese Anerkennung ausmacht. Die Frage, die sich dann stellen wird, ist:

WER BIST DU JETZT EIGENTLICH NOCH? WER BIST DU JETZT NOCH, WENN DIE ANDEREN ES DIR NICHT MEHR SAGEN? WER BIST DU JETZT NOCH, WENN DU DAS, WAS DICH AUSGEMACHT HAT, VERLOREN HAST?

Wer ist Klitschko jetzt noch, wo er alle seine Titel verloren hat? Wer ist Michael Schuhmacher jetzt noch, wo er nach seinem Unfall, keine Rennen mehr fahren kann? Wer bist du noch und ebenso wichtig: Was hast du noch? Wenn du dich nur über deine Leistung und dein Aussehen definiert hast, stehst du plötzlich ziemlich alleine da.

Zu diesem Thema habe ich Markus Malessa, einen Sportmissionar sowie Amateur-Bodybuilder und Personaltrainer, gefragt, was er als Christ und Experte im Bereich Bodybuilding und Fitness dazu sagt – hat er für sich den perfekten Körper erreicht?

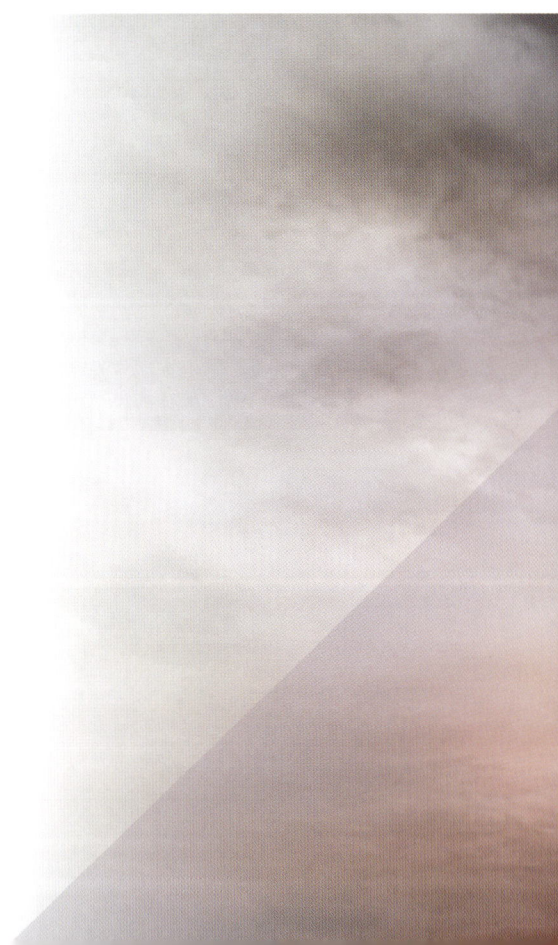

MARKUS MALESSA

▷ *„Markus, warum gehst du eigentlich ins Fitnessstudio? Was fasziniert dich so an Muskeln?"*
„Diese und ähnliche Fragen höre ich immer wieder. Sicher nicht ganz unbegründet.

Ich will ganz ehrlich sein: Mir ist klar, dass es für Außenstehende nicht ganz normal ist, wenn man fünf bis sechs Mal pro Woche ins Fitnessstudio geht, morgens vor dem Frühstück schon auf dem Ergometer steht, sein Essen für den Tag genau abgewogen vorkocht und der Sport den Alltag durch und durch bestimmt.

Nicht ganz so verrückt bin ich, wenn gerade kein Bodybuilding-Wettkampf geplant ist. Aber drei bis vier Mal bin ich trotzdem im Fitnessstudio und genieße es, dort Gewichte zu stemmen, an meine Grenzen zu gehen und Woche für Woche das Gleiche zu tun."

▷ *„Warum?"*
„Diese Frage habe ich mir oft schon selbst gestellt. Es gibt bei mir sicher mehrere Gründe. Doch einer davon ist ehrlicherweise der, dass Muskeln für mich etwas mit Männlichkeit zu tun haben.

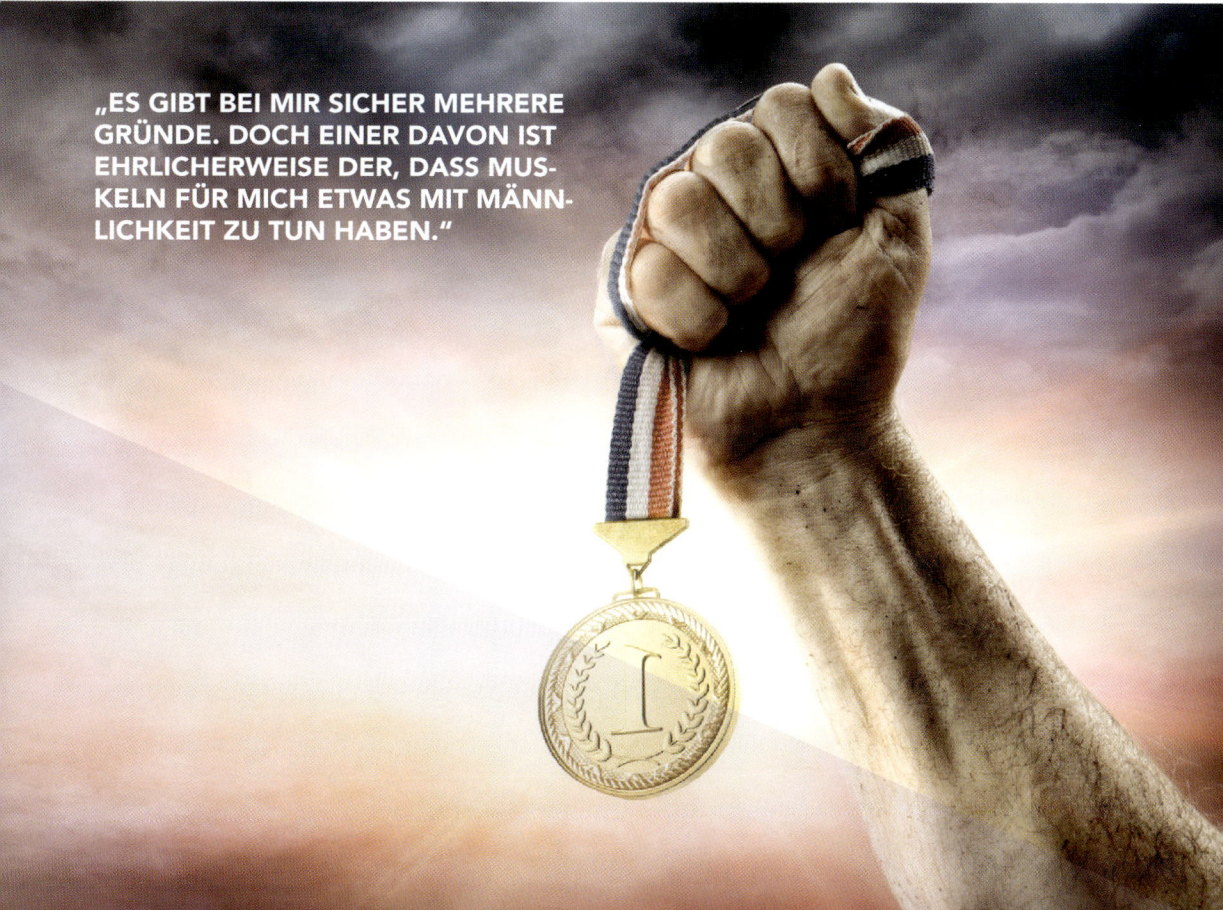

„ES GIBT BEI MIR SICHER MEHRERE GRÜNDE. DOCH EINER DAVON IST EHRLICHERWEISE DER, DASS MUSKELN FÜR MICH ETWAS MIT MÄNNLICHKEIT ZU TUN HABEN."

Die Prägung fing schon in früher Kindheit an. Zuerst waren es die Zeichentrickfilme in den Achtzigerjahren. Damals waren die Comicfiguren alle sehr muskulös. Jede Folge von He-Man wurde von mir aufgesaugt. Später kamen dann die Rocky-Filme dazu. Die Trainingsszenen schaue ich mir auch heute noch immer wieder gerne an. Ich wüsste nichts, was motivierender wäre. Rocky war für mich der Inbegriff von Mann. So wollte ich aussehen. Auch heute noch bin ich begeistert von sämtlichen Sylvester Stallone (Darsteller von Rocky) Filmen.

Mit 16 Jahren war ich zum ersten Mal in einem Fitnessstudio. Ich war begeistert von dem Ambiente. Die Gewichte, die schweren Jungs, die Eiweißshakes (die damals für mich wie ein Zaubertrank waren) ... einfach alles faszinierte mich. Doch vom Training hatte ich natürlich keine Ahnung. Man stellt sich als Jugendlicher vor, dass nur allein vom Betreten eines Studios die Muskeln wachsen. Dass dazu sehr viel Arbeit, Disziplin und Willen gehört, war mir damals nicht so bewusst. Nach ca. einem Jahr kündigte ich meine Mitgliedschaft, da mir die lange Busfahrt ins Studio doch zu aufwändig war. Mit 19 habe ich mich dann in einem anderen Fitnessstudio angemeldet, und da ich jetzt einen Führerschein besaß, war auch das Fahrproblem gelöst.

Viel Training bringt sicher auch viele Muskeln – so bin ich die ersten Wochen jeden Tag ins Fitnessstudio gerannt.

DOCH WAS ICH DA NOCH NICHT WUSSTE: DASS AUCH DIE ERNÄHRUNG ANGEPASST WERDEN MUSS, UM MUSKELN WACHSEN ZU LASSEN.

Ohne Treibstoff fährt ein Porsche nun mal nicht. Damals waren das Internet und die damit verbundenen Möglichkeiten für Informationen wie heute noch gar nicht gegeben. Aber Fachzeitschriften wie die Sportrevue, Flex und ebenso Bücher wurden von mir quasi aufgesaugt.

Das Gelesene wurde natürlich sofort am nächsten Tag umgesetzt. Einiges funktionierte gut und anderes wurde nach kurzer Testphase wieder verworfen. Aber auch Gespräche mit anderen Athleten im Studio brachten mich wieder ein Stück weiter. Doch auch da konnte ich nicht alles 1:1 für mein Training verwenden.

JEDER MENSCH IST HALT EIN STÜCK ANDERS. WIR SIND NUN MAL NICHT ALLE GLEICH. DESWEGEN HALTE ICH AUCH NICHT VIEL VON KOPIERTEN ERNÄHRUNGSPLÄNEN.

Irgendwann, keine Ahnung wie das begann, dachte ich, ob es nicht möglich wäre, mich eines Tages auf einer Wettkampfbühne mit anderen Bodybuildern zu messen. Könnte ich jemals so gut sein? Also suchte ich mir einen Trainer (Bülent Dündar), der im Wettkampfbodybuilding Erfahrung hatte. Bülent ist heute einer meiner besten Freunde.

SPORT VERBINDET AUCH.

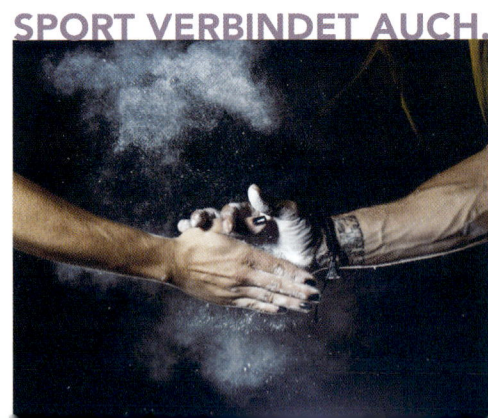

Er fragte mich bei unserer ersten Begegnung, was denn meine Ziele seien. Die hatte ich mittlerweile für mich festgemacht. Mit meinen 176 Zentimetern wollte ich 90 Kilo wiegen und das nicht etwa aus Fett, sondern aus austrainierter Muskulatur. Ein hochgestecktes Ziel, wenn man nur 76 Kilo wiegt. Doch ich bin davon überzeugt, dass wir Ziele im Leben brauchen. Für so manchen in meinem Umfeld war das Ziel utopisch. Einige lachten sogar darüber.

Doch einige Jahre später betrat ich das erste Mal eine Wettkampfbühne. Zugegeben war mein erster Wettkampf nicht der mit meiner besten Form, und vielleicht hätte ich noch ein weiteres Jahr warten sollen, doch ich wollte es!

UND AUS FEHLERN LERNT MAN, DENN DAFÜR MACHEN WIR DOCH SCHLIESSLICH FEHLER.

Natürlich hatte ich etwas Frust und Enttäuschung über meinen 4. Platz – ja richtig, ist doch gar nicht so schlecht. Doch! Da damals nur 4 Athleten in meiner Klasse gestartet sind, wurde ich Letzter, und da ist dann der 4. Platz nicht mehr ganz so toll.

Ich arbeitete also noch härter und verbesserte mich weiter. Von Mal zu Mal bekam ich mehr Wissen über meinen Körper, sprich was bei mir gut funktioniert und was nicht, also arbeitete ich weiter an meinen Schwächen.

So eine Wettkampfvorbereitung heißt vier bis fünf Monate harte Diät. Und so eine Wettkampfdiät hat rein gar nichts mit einer Brigitte-Zeitschrift-Diät zu tun. Nach und nach wird das Essen eintöniger, alles wird haarklein abgewogen, es wird nur nach Plan gegessen, alles ist zeitlich geplant: wann wird was und wie viel gegessen.

Irgendwann wird man antriebslos und würde am liebsten nur auf der Couch bleiben, da die Kalorien, die man isst, geradeso reichen, um über den Tag zu kommen;. Doch das Training muss weiterhin 5 bis 6-mal pro Woche gemeistert werden, und das mit voller Intensität.

JEDER TAG IST WICHTIG, UND DAS ZIEL, DER TAG X, IST PERMANENT VOR AUGEN.

In dieser Zeit gehe ich mit Gedanken an den Wettkampf ins Bett, und es ist quasi das Erste, woran ich denke, wenn ich wach werde. Aufstehen, Ausdauertraining auf dem Ergometer, essen, Essen kochen für den Tag, arbeiten, essen, Training, nach Hause, essen, ausruhen, essen, schlafen und wieder von vorne. Das alles kostet echt Kraft und auch Verzicht.

In dieser Zeit verzichte ich auf viele leckere Sachen, doch mein Umfeld (Familie und Freunde) verzichten auch – auf mich! Wenn man mit der Familie einen Tagesausflug machen möchte, muss dieser auf einen Tag fallen, an dem man kein Training hat, oder man geht ins Studio, wenn noch alle anderen schlafen. Dann muss das Essen für den gesamten Tag vorgekocht und mittels Frischhalteboxen mitgenommen werden. Alles bedarf in diesem Zeitraum genauer Planung und Vorbereitung. Spontanität ist da nur schwer möglich. Natürlich kommt da auch in meinem Kopf die Frage: Warum tust du dir das an?

Wenn wir ehrlich sind, bereitet man sich mindestens 5 Monate intensiv und wie ein Profisportler darauf vor. Und das alles für maximal 2 bis 3 Minuten Präsentationszeit auf einer Bühne, um sich mit anderen Gleichgesinnten zu messen. Nein, es gibt kein Preisgeld, sondern die Athleten bezahlen eine Gebühr, um am Wettkampf teilzunehmen und geben sogar noch Geld für Fahrt und eventuell ein Hotel aus. Und das nur für diese kurze Zeit. Lohnt sich das?

> **JA! MAN KANN ES NICHT WIRKLICH BESCHREIBEN, ABER DIESES GEFÜHL, SEIN GESTECKTES ZIEL ERREICHT ZU HABEN, IST LOHN GENUG.**

Etwas erreicht zu haben, was wahrscheinlich die meisten nicht schaffen, da sie vorher aufgegeben hätten, das ist es, was mich antreibt.

Doch nach dem Wettkampf kommt eine Phase, die sich erst einmal komisch anfühlt. Gestern war noch fast jeder Gedanke auf ein Ziel gerichtet, und dann fehlt es. Es fühlt sich an, als ob man einfach nur ziellos ist und man merkt plötzlich, wie lebensbestimmend der Sport in den letzten Monaten gewesen ist. Umso dankbarer bin ich, dass ich eine Frau habe, die diesen Sport nicht betreibt, ihm auch selbst nichts abgewinnen kann, mich aber aus Liebe unterstützt und hinter mir steht. Ohne sie wäre das in dem Rahmen nicht möglich, schon gar nicht mit Kindern."

„Hast du jetzt erreicht, was du wolltest?"

„Nein. Mittlerweile habe ich zwar meine 90 Kilo längst erreicht und bin muskulöser als 98% der deutschen Bevölkerung, doch manchmal fühle ich mich noch immer wie der 66 Kilo leichte Junge von damals. Ich glaube, dass ich nie sagen werde ‚Jetzt ist es perfekt'. Aber es ist doch mit allen Dingen im Leben so, oder nicht? ‚Wenn ich das iPhone 6 habe, dann ...' Aber sobald das neuste iPhone kommt, ist das alte dann doch nicht mehr so toll, wie es mal

war. Unsere Ziele verschieben sich immer ein Stück weiter. Genauso ist es im Sport und auch bei mir. Ich bin ja auch nur ein Mensch. Wenn wir ehrlich sind, haben wir alle etwas, wodurch wir uns als Mann oder als Frau beziehungsweise als wertvoll definieren.

Doch was ist, wenn wir die Dinge, die uns definieren, nicht mehr haben? Was ist, wenn ich aufgrund eines Unfalls keinen Sport mehr treiben kann? Was ist, wenn ich arm bin und mir nicht mehr das neuste Handy kaufen kann? Was ist dann, beziehungsweise wer bin ich dann?

> **BIN ICH NOCH IMMER ICH? FALLE ICH IN EIN LOCH?**

„Bis jetzt bin ich nicht in diese Situation gekommen, so dass ich nur mutmaßen kann, wie ich wohl reagieren würde. Als gläubiger Christ weiß ich, dass ich von Jesus geliebt bin. Auch wenn ich keinen Sport mehr treiben kann. Die Muskeln sind etwas, was mich bei Menschen definiert, aber Gott hat zum Glück andere Maßstäbe.

Mittlerweile bin ich 36 Jahre alt, und auch wenn das für Viele noch relativ jung ist, mache ich mir immer öfter mal Gedanken übers Alter. Langsam fängt es an, dass es hier und da mal im Training zwickt und zwackt." Auch die Regeneration nimmt mittlerweile mehr Zeit in Anspruch."

„Was ist in fünf, zehn, fünfzehn Jahren?"

Der Sport hat schon jetzt eine kleinere Rolle in meinem Leben, als noch vor einigen Jahren. Ich mache mir Gedanken darüber, was wichtiger ist.

> **ZEIT IST SEHR KOSTBAR, DA SIE BEGRENZT IST. DAHER SOLLTEN WIR SIE SINNVOLL NUTZEN.**

Zeit mit meinen Kindern zu haben oder ein Rückentraining zu machen?

Ein schönes Abendessen mit der Frau im Restaurant oder ein Brusttraining?

Ob ich ein Training ausfallen lasse oder nicht wird das Leben von mir oder insbesondere anderen Menschen nicht wirklich beeinflussen. Doch wenn ich stattdessen die Zeit in meine Kinder investiere, ist es wahrscheinlich etwas, das bleibend ist.

Deshalb versuche ich immer mehr zu schauen, dass ich trainieren gehe, wenn es nicht gerade die Zeit ist, die ich meiner Frau, meinen Kinder oder meinen Freunden stehle. Nicht immer gelingt es, doch meine Wahrnehmung hat sich mit der Zeit etwas verschoben. Seit zwei Jahren habe ich keinen Wettkampf mehr gemacht. Dennoch schaue ich sehr gerne zurück, sehe mir die Fotos an und bin doch stolz.

Ob ich noch einmal an einem Wettkampf teilnehmen werde, kann ich jetzt noch nicht sagen. Manchmal hätte ich schon wieder Lust, aber dann gibt es auch schnell wieder Tage, wo ich mir das gar nicht vorstellen kann. Wir werden sehen, was kommt. ‚Nie wieder' würde ich noch nicht sagen.

Mittlerweile helfe ich anderen gerne bei ihrer Wettkampfvorbereitung oder unterstütze Menschen als Personaltrainer (BASICS Personal Training) dabei ihre Ziele zu erreichen. Die Leidenschaft für den Sport ist immer noch voll da.

Ich glaube, dass es Menschen glücklicher macht, sie anders durch die Welt gehen, wenn sie sich und ihren Körper lieben."

GOTT HAT UNS ALLEN EINEN WUNDERBAREN KÖRPER GESCHENKT. ES LIEGT AN UNS, WIE WIR MIT IHM UMGEHEN.

Ein Auto braucht regelmäßige Pflege und Wartung. Genauso ist es auch mit unserem Körper. Leider haben wir verlernt, was es heißt unseren Körper fit und gesund zu halten."

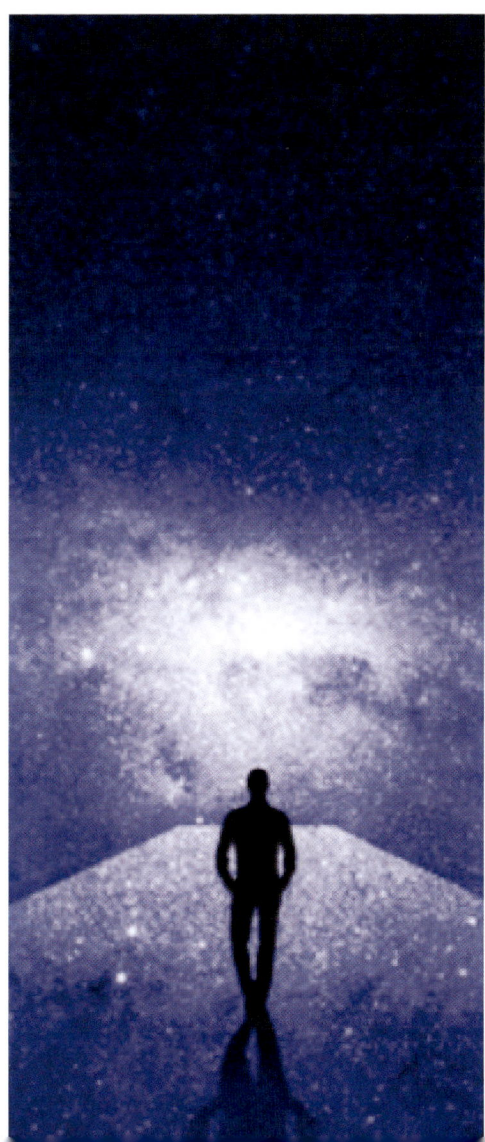

DEINE
IDENTITÄT

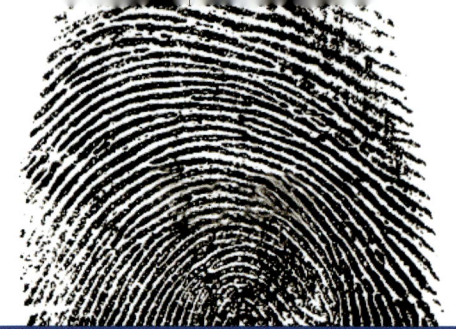

Es liegt an uns, wie wir mit diesem Körper umgehen – es ist also unsere Verantwortung, bewusst mit dem umzugehen, was uns gegeben wurde.

Dennoch sollte ein Mensch seine Bestätigung nicht aus seinem Aussehen, seinem Körper oder seinen sportlichen Erfolgen und Lebensleistungen ziehen. Wenn du selbst nicht weißt, wer du bist, beziehungsweise es nicht wusstest, wenn du deine Identität nicht kennst und dich nun möglicherweise durch den Sport verwirklichst, weil du glaubst, dass du hier nun du selbst sein kannst, dann bleib lieber ein paar Tage vom Training distanziert und erinnere dich daran, wer du eigentlich bist.

Wenn du deine Sicherheit, dein Selbstvertrauen und deinen Wert von einer Leistung abhängig machst, dann ist das nichts anderes als eine Maske, eine Lüge, die schnell entlarvt werden kann – und was dann übrigbleibt, ist nicht mehr allzu viel.

Versteh mich hier nicht falsch. Dieses Kapitel kann wie ein Widerspruch zu dem klingen, worum es in diesem Buch doch eigentlich geht: Erst soll ich abnehmen und Sport machen, mich um meinen Körper kümmern und schauen, dass ich mich gesund ernähre. Und im nächsten Moment ist es plötzlich komplett schlecht? Nein! Natürlich nicht!

Mach Sport, nimm ab, ernähr dich gesund, werde zu der Person, die du gerne sein willst und mach auch Bodybuilding, falls du hier deine Leidenschaft gefunden hast. Steck deine Ziele ruhig hoch und feiere deine Erfolge.

Doch dabei ist es wichtig zu wissen, wer du bist und dass du gut bist. Ich möchte dir sehr ans Herz legen, dich nicht über deine Leistung zu definieren und auch nicht vom Lob der Welt abhängig zu sein.

Warum? Weil du einfach bist, der du bist, unabhängig von allen äußeren Umständen und Bewertungen.

In der Welt wirst du in einem Moment gefeiert und im nächsten als Versager niedergemacht. Im Herzen deines Gottes bist du jedoch immer der/die Geliebte.
Denn die Lüge wird dir im Falle einer falschen Persönlichkeit zum Verhängnis werden, wenn du deinen Schein wahren möchtest und dein dadurch entstandenes Selbstvertrauen aufrechterhalten willst. Das würde dich viel Kraft kosten – glaub mir. John Eldredge, ein US-amerikanischer

Bestsellerautor, schreibt in seinem Buch
Der ungezähmte Mann :

> *„Hand aufs Herz:*
> *Woher beziehen Sie Ihr Selbstvertrauen?*
> *Aus der Schönheit Ihrer Frau oder Ihrer*
> *Sekretärin? Aus dem Erfolg Ihrer*
> *Gemeindearbeit? Oder vielleicht aus*
> *Ihrem Wissen – Sie sind der Experte,*
> *und andere kommen ehrfurchtsvoll zu*
> *Ihnen? Ist es Ihre Position, Ihr Dienstrang,*
> *sind es Ihre akademischen Erfolge?*
> *Ein weißer Kittel, ein Doktortitel,*
> *ein Platz auf dem Podium oder ein*
> *holzgetäfeltes Büro – so was kann*
> *einem Mann durchaus schmeicheln.*
> *Nur mal angenommen, ich fordere Sie auf,*
> *darauf zu verzichten. Was geht dann in*
> *Ihnen vor? Legen Sie das Buch für ein*
> *paar Augenblicke zur Seite und*
> *überlegen Sie: Wenn von heute auf*
> *morgen alles weg wäre, wofür Sie*
> *bisher Anerkennung geerntet haben –*
> *wie würde es Ihnen dann wohl gehen?*
> *‚Ohne Jesus Christus kann ein Mann nur*
> *jämmerlich versagen*
> *oder, was aufs Gleiche herauskommt,*
> *er wird jämmerliche Erfolge feiern‘,*
> *sagt George MacDonald.“*

Er spricht hier nicht vom Abnehmen, auch
nicht vom Aufbau von Muskulatur oder gar
dem Bodybuilding. Das spielt in diesem
Fall aber keine Rolle. Es geht hier im End-

effekt lediglich darum, dass man sich seinen Schein langfristig nicht wahren kann.
Wer sich nur durch Erfolge, Titel, Leistungen und sein Aussehen definiert, der wird
„jämmerliche Erfolge feiern“ – und das
liegt daran, dass diese Erfolge nicht beständig sind, sie verfallen und werden mit der
Zeit nichts mehr Wert sein, sie verjähren.
Klar, man kann immer einen draufsetzen
und sich mit viel Mühe und Not sein Ansehen und seinen Status erhalten, zumindest
kann man es versuchen. Allerdings wird
man zum einen schlichtweg daran kaputt-
gehen, und zum anderen bleibt dieses Erhalten letzten Endes nicht mehr, als nur ein
Versuch, an dem man früher oder später
scheitern wird.
So ziemlich jeder Sportler, egal welcher
Art und welcher Herkunft, wird seine Zeiten gehabt haben, in denen er mit seinen
Leistungen geglänzt hat, egal ob nun im
Großen oder eben „nur“ im Kleinen. Früher oder später werden so ziemlich Alle an
den Punkt kommen, an dem sie ihre Kraft,
ihre Schnelligkeit, ihr Talent verlässt. Sei es
ein Unfall, eine Verletzung oder das unum-
gängliche Alter, in das jeder einmal kommt
und in dem es plötzlich nicht mehr möglich ist zu glänzen. Die Leistungen und das
Können verlassen einen!

> *Der schöne, gutaussehende Körper*
> *ist eine tolle Sache, aber letzten Endes ist*
> *auch dieser vergänglich.*

Und wenn das alles vergänglich ist und alles wodurch man sich selber definiert hat
von jetzt auf gleich weg ist – was bleibt

dann noch übrig? Wer bist du dann noch? Wenn du dich über solche Dinge identifiziert hast, dann bleibt dir nur eins darauf zu sagen: Nichts! Und genau in einer solchen Leere verzweifeln die meisten Menschen. Depressionen sind nur eine der möglichen Folgen. Im ungezähmten Mann heißt es noch:

> *„Jesus warnt uns vor Dingen, die uns ein trügerisches Gefühl der Stärke verleihen."*

Denn genau hier verleiht man sich selbst eine falsche Identität.
Was wir aber brauchen ist eine Identität, die beständig bleibt, eine die wahrhaftig ist. Jeder trägt seine eigene Identität bereits in sich. Doch kennen werden sie die meisten wahrscheinlich nicht.

Es gibt die persönliche Identität, die ein Kind im Laufe der Zeit und durch das Verlassen der Mutter, durch persönliche Kontakte und Erlebnisse entwickelt. Dann gibt es aber auch noch eine Identität, die viel tiefer in uns drinsteckt, die ihren Ursprung weder in menschlichen Begegnungen, noch in Erlebtem und auch nicht in Schmerz oder Versagen hat.

Der Begriff Identität bezieht sich auf Merkmale, die jeden Menschen, jedes Objekt und jedes Sein kennzeichnen – also voneinander unterscheidet, woraus man schließen kann, dass jeder einzigartig ist. Jeder hat seine eigenen Merkmale und jeder hat seine eigene Kennzeichnung erhalten.

> *Und wenn du den suchst, der dir diese Kennzeichnung verliehen hat, der dich geschaffen hat, dann wirst du auch deine Identität finden.*

Und du wirst merken, dass sie auch ohne Leistung, ohne gutes Aussehen und ohne Lob einfach nur genial ist.
Ich hoffe, du bist bereit deinen Weg einzuschlagen. Und ich hoffe auch, dass du nun „heiß wie Frittenfett" darauf bist, dein wahres Ich kennenzulernen. Suche nach der Inspiration, lass das Feuer in dir entfachen. Du bist nicht allein.

> *„Der Herr, der dich kreiert und erschaffen hat, spricht: Hab keine Angst, ich habe dich befreit. Ich rufe dich bei DEINEM Namen, du bist mein."*
> *vgl. Jesaja 43,1*

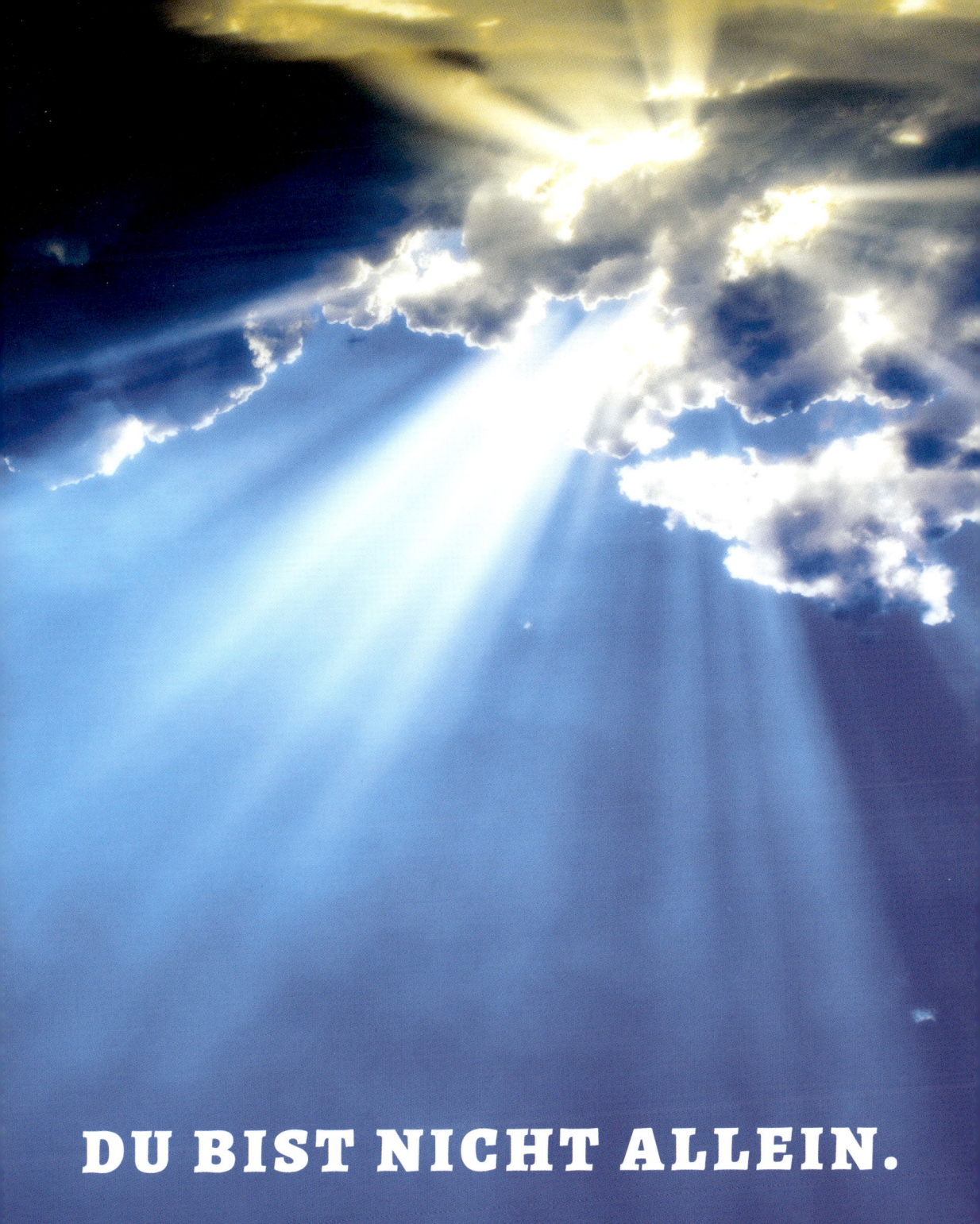

DU BIST NICHT ALLEIN.

MICHAEL STAHL

Es ist eine Ehre für mich, dass ich für dieses Buch das Nachwort schreiben darf, also das Wort danach. Worte haben ja bekanntlich Macht. Ich hoffe, du wirst reich durch dieses Buch beschenkt!

Als Daniel mir von seiner Idee berichtete, verbrachten wir gerade eine herrliche Zeit am Meer. Unsere Ferienwohnungen lagen direkt vor einem wunderschönen Swimmingpool. Ja, Sehnsüchte wurden hier gestillt. Ich glaube, darum geht es im Leben, seine wahren Sehnsüchte zu erkennen, den kennenzulernen, der sie in unser Herz legte und sich bewusst zu werden, dass nur er sie stillen kann.

Unerfüllte Sehnsüchte machen uns Menschen krank, dessen sind sich viele Psychologen sicher. Ich sehe eine riesengroße Sehnsucht nach Aufmerksamkeit, Anerkennung und Liebe. Wobei Anerkennung und Aufmerksamkeit ohne Liebe letztendlich auch keinen Menschen wahrhaft befriedigen. Darum gilt für jeden Augenblick unseres Lebens: „Lass alle Dinge in der Liebe geschehen!" Wer sich selbst liebt, hat die Basis, um andere zu lieben. In der wahrhaften Liebe zu sich selbst sind die Pflege, die Ernährung und der Eigenschutz vorhanden.

Ernähren, pflegen und schützen.

Wonach haben wir wirklich Hunger und Durst? Jesus Christus sagte über sich selbst: „Ich bin das Brot des Lebens: Wer zu mir kommt, wird nicht hungern, und wer an mich glaubt, wird nie mehr dürsten" (Johannes 6,35). Oh ja, ich kann diese Worte mehr als nur verstehen, ich habe sie verinnerlicht, ich habe sie erlebt, deshalb weiß ich, dass ER lebt. Gedemütigt, entwürdigt, geschlagen und bespuckt in meiner Kindheit. Mit 18 Jahren obdachlos ... ich hatte Hunger nach Anerkennung und Liebe. Ich war durstig nach Leben.

Dann fast 15 Jahre Personenschutz für so manchen Reichen in dieser Welt, viele von ihnen waren satt von der Oberflächlichkeit und hatten Durst nach wahrem Leben, hatten jedoch keine Ahnung, wie sie diesem Teufelskreis von Macht, Selbstdarstellung und aufgesetztem Strahlen entrinnen sollten.

Nicht selten betäubten sie sich mit Sex und Drogen oder versteckten sich hinter ihrem aufgesetzten Lächeln.

Was bleibt eigentlich, wenn alles einmal aufhört? In den letzten Wochen sind in meiner Heimat drei Männer gestorben, alle um die Fünfzig. Sie fielen einfach um und starben ... ohne Vorwarnung. Das beschäftigt mich sehr. In der Bibel steht, dass unser Leib der Tempel Gottes ist. Das bedeutet, unser Leib ist wichtig, etwas Tolles, aber der, der in uns leben möchte, ist größer als der Leib und als alles, was wir kennen. Wer ihn in sein Herz einlädt, trägt den wahren Reichtum in sich – die Liebe – ja, Gott selbst. Unser Leib, ein Tempel? Ehren wir diesen Tempel? Pflegen wir ihn?

In meinen negativen Glanzzeiten hatte ich 106 Kilo bei 182 Zentimetern. Heute weiß ich, dass ich einen Mangel an Selbstwert hatte und vielleicht so manchen Mangel heute noch. Im Mai 2016 hatte ich fast 100 Kilo und war zu Gast bei einem Straßenprojekt, als plötzlich zwei Damen sich über mich unterhielten. Jedoch war ihnen nicht klar, dass ich hinter ihnen stand, als die eine zu ihrer Freundin sagte: „Der Michael Stahl ist ganz schön moppelig!" Das traf mich sehr tief in meinem Männerherzen. So direkt war noch nie einer zu mir.

An diesem Tag traf ich eine Entscheidung, drei Monate später waren zehn Kilo weg. Ich ging fast täglich joggen. Lernte, dass weniger mehr ist und verzichtete auf Süßigkeiten, Kuchen und Eis. Selbst jetzt, ein Jahr danach, vermisse ich gar nichts und halte mein Gewicht.

Was bleibt nun? Diese Antwort hat mit wahrer Sehnsucht zu tun. Wahre Sehnsüchte, durfte ich in meinem 25-jährigen Dienst bei Drogensüchtigen, Alkoholikern und vor allem in den Augen von Sterbenden erkennen. Mit Menschen, denen es den Boden unter den Füßen weggerissen hatte, und mit Todkranken hatte ich die tiefsten Gespräche. Weg waren alle Oberflächlichkeiten. Am Ende ging es ausschließlich um den wahren Hunger, den wahren Durst nach Vergebung, nach Liebe und Versöhnung und die Sehnsucht, zu Gott zu kommen.

Wir können heute im Hier und Jetzt schon einen Teil dieses Hungers und Durstes stillen. Dankbare und hingebungsvolle, dienende Liebe zu leben, mit einem vergebenden Charakter, im festen Blick auf Gott.

Ein sterbendes, 16-jähriges Mädchen, sagte mir nach 28 Operationen: „Ich bin gesund, denn ich habe Jesus in meinem Herzen." Und ein 52-jähriger sterbender Polizist bat mich, folgende Erkenntnis mit der Welt zu teilen, dabei zog er sich an meiner Hand hoch und blickte mir ernst und entschlossen in die Augen: „Am Ende, wenn alle gegangen sind, ist Jesus da! Er ist der Ort, an den wir kommen dürfen, wie wir sind, mit allem, was uns schwer ist. Und ob ich nun lebe oder sterbe, ich habe das Leben gewonnen, denn ich habe Jesus in meinem Herzen."

Was für Aussagen einer 16-Jährigen und eines 52-Jährigen, die sich nie begegneten, die jeweils ihre eigene Geschichte hatten und doch dieselbe Erkenntnis. Bei beiden wurde der Hunger und Durst nach dem, was ihre Seele wirklich brauchte, gestillt. Schon seltsam oder auch bewundernswert, die Kranken betrachteten sich als gesund, weil Gott in ihrem Tempel wohnte. Diese Gesundheit, die wünsche ich dir auch von ganzem Herzen.

Ich bin Daniel und allen Mitstreitern so dankbar, dass sie ihrem Herzen folgten und dieses Buch geschrieben haben. Mögen Viele ihren wahren Hunger und wahren Durst stillen und den Frieden erleben, den diese Welt nicht geben kann. Den Frieden der alle Vernunft übersteigt.

Herzlichst
Michael Stahl

1. Auflage 2018

© 2018 Daniel Gröber
© 2018 GloryWorld-Medien, Xanten, Germany

Bibelzitate sind folgenden Bibelübersetzungen entnommen:
(HFA) – Hoffnung für alle®, Copyright © 1983, 1996, 2002 by Biblica, Inc™.
Verwendet mit freundlicher Genehmigung des Brunnen Verlags.
(L) – Lutherbibel 1912
Das Buch folgt den Regeln der Deutschen Rechtschreibreform.
Die Bibelzitate wurden diesen Rechtschreibregeln angepasst.

Quellenangaben:
S. 119: John Eldredge – „Der ungezähmte Mann", Gießen 2011[13], Seite 193.
S. 110: Kronen Zeitung. Lisa Bachmann – Psyche á la Hollywood:
Stars aus dem Gleichgewicht, 21.03.2015,
[http://www.krone.at/stars-society/psyche-a-la-hollywood-stars-aus-dem-gleichgewicht-manisch-depressiv-story-443910, letzter Zugriff: 03.07.2017]
S. 17: Spiegel Online – Andreas Evelt – Klitschko verliert WM-Titel an Fury, 29.11.2015,
[http://www.spiegel.de/sport/sonst/wladimir-klitschko-verliert-wm-titel-an-tyson-fury-a-1065081.html, letzter Zugriff: 02.07.2017]

Lektorat:	Klaudia Wagner
Gestaltung:	Angelika Gröber
Fotos:	www.fotolia.de
Printed in:	Germany

ISBN:	978-3-95578-335-8
Bestellnummer:	356335

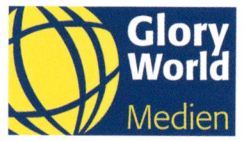

ERHÄLTLICH BEIM VERLAG:
GloryWorld-Medien | Beit-Sahour-Str. 4 | D-46509 Xanten
Fon: 02801-9854003 | Fax: 02801-9854004 | info@gloryworld.de
Aktuelles, Leseproben, Downloads & Shop: **www.gloryworld.de**
oder in jeder Buchhandlung

Weitere Bücher & Hörbücher von GloryWorld-Medien

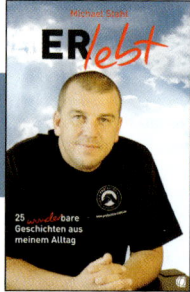

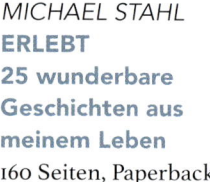

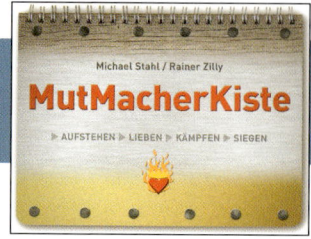

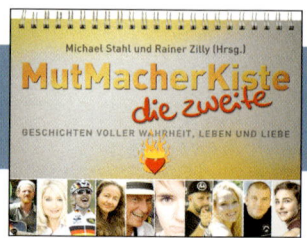

MICHAEL STAHL
ERLEBT
25 wunderbare
Geschichten aus
meinem Leben
160 Seiten, Paperback

ISBN 978-3-936322-96-5
Best.-Nr. 359296

Wer sagt dir jeden Tag, wie wert-
voll du bist? Wer tröstet dich in
schweren Stunden?
Wohin mit Versagen und Schuld?
Wohin mit unseren unerfüllten
Sehnsüchten?
Begleite Michael Stahl und sein
Team ein Stück des Weges, um
Antworten auf all diese Fragen zu
finden! Begleite ihn zu den Men-
schen, die ohne Hoffnung waren,
zu den Sprachlosen, die nun sin-
gen. Höre jenen zu, die einst ohne
Hoffnung und Trost waren. Set-
ze dich mit ihm an das Bett von
Sterbenden, die in letzter Sekunde
das Leben fanden. Erlebe, dass
ER (Gott) lebt und dich liebt!

MICHAEL STAHL / RAINER ZILLY
MUTMACHERKISTE
Aufstehen – Lieben –
Kämpfen – Siegen
114 Seiten, Wire-O, vollfarbig

ISBN 978-3-936322-82-8
Best.-Nr. 359282

Michael Stahl – der MutMa-
cher in Person – hat seine wich-
tigsten Erfahrungen der letzten
Jahre zusammengetragen: viele
faszinierende Geschichten über
Wunder und Vergebung, die tief
berühren. Der Grafiker Rainer
Zilly hat daraus ein kurzweili-
ges, ästhetisches und praktisches
MitMach-Buch gestaltet – eine
Fundgrube für alle, die neuen
Mut brauchen, anderen Mut ma-
chen wollen oder gerne einfach
interessante Geschichten und Be-
richte lesen.

MICHAEL STAHL / RAINER ZILLY
MUTMACHERKISTE,
DIE ZWEITE
Geschichten voller
Wahrheit,
Leben und Liebe
128 Seiten, Wire-O, vollfarbig

ISBN 978-3-95578-303-7
Best.-Nr. 356303

Die MutMacherKiste, die zwei-
te ist eine besondere Sammlung
Mut machender Geschichten,
Berichte und Erlebnisse. Michael
Stahl, Rainer Zilly und viele ihrer
Freunde erzählen von Momenten
aus ihrem Leben, von Glaube,
Hoffnung, Liebe, Freude, Wut
und Trauer ... Geschichten, die
alltäglich, wundervoll oder spek-
takulär sind: Heilung von Krebs,
Überwindung von Angst, Gebets-
erhörungen oder eine Begegnung
im Himmel.
Mit dabei: Josef Müller, Colin
Bell, Gina Lippert, Arno Back-
haus, Jana Highholder, Simone
Langendörfer, Dr. Klaus Hettmer
u. a.

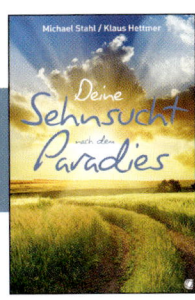
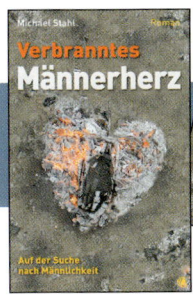
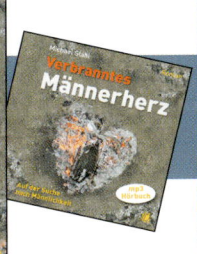
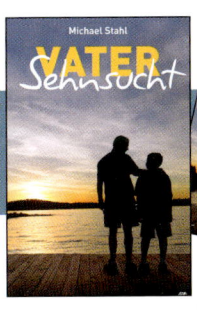
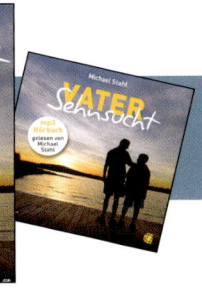

MICHAEL STAHL / KLAUS HETTMER

DEINE SEHNSUCHT
NACH DEM PARADIES

192 Seiten, Paperback

ISBN 978-3-936322-21-7
Best.-Nr. 359221

Dieses Buch beschreibt die menschliche Ursehnsucht nach wahrer Liebe, bedingungsloser Annahme und echtem Frieden, die Gott in das Herz eines jeden Menschen hineingelegt hat. Ohne ihn sind wir jedoch der Herrschaft von Lüge, Gewalt und Hass hilflos ausgeliefert. Gott aber hat von Ewigkeit her einen anderen Plan für uns. Er will uns das verlorene Paradies wieder zugänglich machen. In Jesus Christus hat er den Teufelskreis menschlicher Schuld und Sünde durchbrochen und alles dafür getan, um uns Zukunft und Leben zu geben.

MICHAEL STAHL

VERBRANNTES
MÄNNERHERZ
Auf der Suche nach
Männlichkeit (Roman)

120 Seiten, Paperback

ISBN 978-3-936322-71-2
Best.-Nr. 359271

Joe, der alles hat, was ein moderner Mann haben sollte, zweifelt an sich und seiner Männlichkeit. Auf der Suche nach Sinn begibt er sich auf eine abenteuerliche Reise. Er begegnet einem mysteriösen Fremden, der ihm alle Fragen beantwortet, die ihn jahrelang gequält haben. Joe fängt an, an Gott zu glauben und ihn zu lieben. Unfassbare, unerklärliche und wunderbare Dinge geschehen. Wagen Sie mit ihm einen Blick in den Himmel.

Dieses Buch ist auch
als Hörbuch erhältlich:
VERBRANNTES
MÄNNERHERZ (Hörbuch)

Gelesen von Daniel Kopp, 175 Min., MP3-CD, ISBN 978-3-95578-000-5 Best.-Nr. 356000

MICHAEL STAHL

VATER-SEHNSUCHT

120 Seiten, Paperback

ISBN 978-3-936322-68-2
Best.-Nr. 359268

Immer mehr Kinder wachsen in dieser Welt ohne Vater auf. Was wird aus diesen Kindern? Der Vater ist der erste Held im Leben eines Kindes. Dieser mächtigste Mensch der Welt kann Wunden schlagen und sie auch heilen. Michael Stahl lässt uns an der Entstehung und dem Heilungsprozess seiner eigenen Vaterwunden teilhaben. Und er berichtet, was er erlebt, wenn er in Schulen, Heime, Gefängnisse oder Firmen geht und dort Menschen hilft, sich miteinander zu versöhnen. Das Buch ist eine Schatzgrube für alle auf der Suche nach Wurzeln, Identität und Wahrheit.

Dieses Buch ist auch
als Hörbuch erhältlich:
VATER-SEHNSUCHT

(Hörbuch) Gelesen von Michael Stahl, 137 Min., MP3-CD, ISBN 978-3-936322-76-7 Best.-Nr. 359276

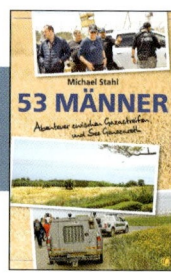

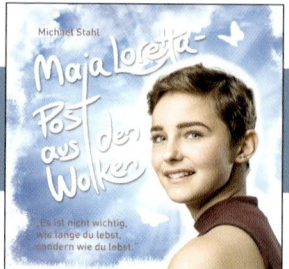

MICHAEL STAHL
53 MÄNNER
Abenteuer zwischen
Gazastreifen und See
Genezareth
144 Seiten, Paperback, vollfarbig

ISBN 978-3-95578-331-0
Best.-Nr. 356331

Was für eine liebevolle und ver-
rückte Bande: 53 ganz unter-
schiedliche Männer, die sich zu
einer Israelreise zusammentun.
Erfahre mit dieser illustren Schar
die besondere Atmosphäre an den
verschiedensten Orten dieses au-
ßergewöhnlichen Landes. Erlebe
dabei den Frieden, den diese Welt
nicht geben kann, den jedoch viele
dieser Männer gespürt haben.

MICHAEL STAHL
MAJA LORETTA –
POST AUS DEN WOLKEN
„Es ist nicht wichtig, wie
lange du lebst, sondern
wie du lebst."
80 Seiten, gebunden, vollfarbig

ISBN 978-3-95578-310-5
Best.-Nr. 356310

„Post aus den Wolken", so lautete
die Überschrift des Abschieds-
briefes von Maja Loretta, die mit
sechzehn Jahren an Krebs starb.
Wer Maja in die Augen sah und
ihre unbeschreibliche Freude und
Dankbarkeit erlebte, spürte, dass
dieses Mädchen von einer Liebe
getragen wurde, die nicht von
dieser Welt war. Majas Liebe soll
weiterleben – nicht nur im Him-
mel, sondern auch unter uns.